经方使用标准

王克穷 编著

山西出版传媒集团 山西科学技术出版社

图书在版编目(CIP)数据

经方使用标准 / 王克穷编著. -- 太原 : 山西科学技术出版社, 2021.1（2023.8重印）

ISBN 978-7-5377-5902-1

Ⅰ. ①经… Ⅱ. ①王… Ⅲ. ①经方-临床应用-标准 Ⅳ. ①R289.2-65

JINGFANG SHIYONG BIAOZHUN

经方使用标准

出版人	阎文凯
编著	王克穷
责任编辑	郝志岗
封面设计	岳晓甜
出版发行	山西出版传媒集团 · 山西科学技术出版社 地址:太原市建设南路 21 号　邮编　030012
编辑部电话	0351 - 4922072
发行电话	0351 - 4922121
经销	各地新华书店
印刷	山西基因包装印刷科技股份有限公司
开本	890mm×1240mm　1/32
印张	8.75
字数	182 千字
版次	2021年1月第1版
印次	2023年8月山西第5次印刷
书号	ISBN 978-7-5377-5902-1
定价	35.00元

前 言

《经方使用标准》乃笔者年轻时的倾心之作，虽出版近三十年，但不断有读者询问欲购此书，笔者深受感动。此次山西科学技术出版社欲新版此书，向我索序。其实，早在十年前，北京某出版社曾有相同的意愿，我曾应允修订后交稿。随即着手修订，然是书在撰写之初，采用的是寻常剂量，此时笔者正在原书基础上，进行经方本源剂量的探索研究，若仓促按本源剂量换算修订，其安全性、有效性如何？不免顾虑，恐以救人之心，获欺人之罪；再者，通过近二十年的腹诊实践，对于腹诊指导临床处方用药更有心得，若全面修改，必定使原书面目全非。有感于此，遂放弃了修订念头，继续进行艰难的经方本源剂量探索之路。随着研究的深入，本着“先议病、后议药”之原则审慎使用，竟获佳效，如大半夏汤治疗食管癌，大柴胡汤治疗上腹部肿瘤，越婢加半夏汤治疗上腔静脉综合征等。然临证之时，不可能单用经方，有时也需要用时方，甚者经方、时方合璧。而时方之用，由于朝代更替，度量衡多有不同，更有大剂、小剂之分，加之非规范性药物的剂量称重等，问题接踵而至。在繁忙的诊疗之余，对“中国历代度量衡演变源流、中国医用度量衡演变源流”进行了认真的梳理，后历经十载，编撰完成了约200万字《中华方剂本源剂量大典》，已由山西科学技术出版社出版，同时《腹诊与经方》也列入出版计划。此次出版社再欲新版《经方使用标准》，思虑再三，决定不予修订，同意原貌出版。理由如是：一、是书乃从《伤寒论》历代书目、《金匮要略》历代书目着眼发现问题，然后从统计学入手结合日本汉方医学腹诊编撰而成，简洁明快，通过本人三十年来的临床使用，安全有效，尤其对初学之人或有裨益。二、医林同道通过不经修订的新版《经方使用标准》与前述新书相互比照，便可发现，《中华方剂本源剂量大典》是从药物剂量考量，还方剂本来之面目；《腹诊与经方》则是从诊断学角度切入，既可补充中医四诊中切诊之不足，又能对某些经方的使用，执简驭繁、方便实用。

寥寥数语，权当序言，不当之处敬请指正。

王克穷

原　序

汉代张仲景著《伤寒论》《金匮要略》，世医尊称其为经典而奉为圭臬，其方亦被尊称为经方，考其因，乃知其方小、力专、效宏，经历代上千亿次实验而屡试不爽之故，但是书文尚简练，义蕴幽微，自赵宋后，注家蜂起，代不乏人。而其中光以注释和发挥为著，此从《伤寒论》历代书目和《金匮要略》历代书目中便可窥见一斑。但前贤研究是书，多乐以考证、训诂，或执错简重订，或宗三纲鼎立等等，不一而足，虽各有发明，但不注重实用，因此尽管其书汗牛充栋，而善用经方者却寥若晨星。观近代之人，大多以时方自居，开方大而杂，忽略法度；用药多而重，有欠精纯。余有感于此，乃苦心钻研，临证中每以经方起沉疴，疗痼疾，而获效甚夥。中医治病注重辨证施治，讲究个体差异等，因此病人同一时间看病，因所求医生不同，开方可能有五六种之多，此一方面体现了中医的圆机活法，另一方面也反映出中医规范性较差。因此在潜心研究《伤寒论》《金匮要略》之基础上，又参阅诸书，采用数理统计之法，结合日本汉方医学腹诊编撰而成。然犹未敢自信，后又历经三载，验之临床，又广征医林同道之意见，三易其稿而剞劂告竣。是书名曰标准，乃夸张之词，意在给同道示以规范和准绳。但书中罅漏甚多，世人若能从中择其弊窦，补其未备，使其尽善尽美，吾将感之如师之恩。书末附以日本汉方医学腹诊简介，并参以己见，供同道临证中参考。竹头木屑，曾利兵家，倘本书对读者能有所裨益的话，则功不唐捐，吾事毕矣。

本书在付梓之中，承蒙白银公司厂坝铅锌矿科协的大力支持，谨此深表致忱。

编 者

编写说明

一、本书每方首冠方名，下项标出该方的来源，再依次分列“组成”“用法”“使用标准”“禁忌证”“医案”“按语”，有些则从缺。

组成 其中所列药物之剂量，首先写现代常用剂量，原方剂量则在括号中注明，以便参照。

用法 大多为今人常用之法。

使用标准 可谓该书的精华所在，倾作者多年之研究而跃于纸上。但其标准殊难制定，原因颇多，一是每个方剂临床使用的多寡不同，一是各家的经验也不尽相同。因此对于临床上使用率高的方剂，采用数理统计之法，取其概率最高的诸症状，结合日本汉方医学的腹诊编撰而成，然后验之于临床，证明其标准简便易行、疗效可靠者再流于笔端。如桂枝茯苓丸，《金匮要略》中原为妇女的癥积聚而设，但随着医学的发展，本方的治疗范围逐渐扩大，如《汉方辨证治疗学》载此方共治 16 种疾病，故将其诸病之症状罗列在一起，再按其症状出现的概率的多少制定而成。但也有例外，如大黄牡丹皮汤，其众多方书均将“右足屈而不伸”

作为其适应证或主治中的一条，但笔者认为不妥，其所以出现这种情况，乃是对右下腹疼痛的一种保护性反应，尽管这种描述很形象，但未能反映出疾病的本质，而对辨证无益，故将其略而不用。再者有些方剂单纯依靠数理统计而制定的标准，与临床又不尽适合，如桂枝汤在《伤寒论》中有 28 条之多，但在治疗外感时，每以 13 条的“太阳病，头痛、发热，汗出、恶风”加以脉缓而多用，而其余诸条或作为发热及恶风程度的说明，或作为扩大治疗范围的补充，或对用桂枝汤后病情变化的说明等等。有些方剂临床虽为多用，但无创新，或者有些方剂虽用之不多，但对辨证有益或可增加思路者（如大黄甘遂汤）也酌情加以收录，其使用标准皆习遵原书。

医案　若未注明出处或摘自甘肃中西医结合学会主编的《中西医结合研究》以及天水中医分会主编的《中医通讯》的医案，均为笔者所治，意在补其未备。而对其他所附的医案，本着体现一方能治多病的原则酌情加以收录，如麦门冬汤本为治疗虚热肺痿之证，但其所附医案却是治疗“倒经”的等等，意在开拓视野。

按语　此项所述的内容，有些是作者对该方研究运用之心得，如小柴胡汤，“但见一证便是，不必悉具”等，有些是对前贤学术观点的质疑，如四逆散辨惑等（具体参见柴胡芍药枳实甘草汤）；有些是著名医家的独到经验而又不能列入标准者；有些是临床中应该注意的问题，如药物之间配伍的剂量比例等。至于其驳证之处，不得不下直言，恐

误来学，礼云："事师无犯无隐"，余谨遵之。

二、所择有关期刊案例，在无损原作的前提下，偶有繁文辞意欠达者，不揣简陋，僭为删节，以便观览。有关临床报道，均采用摘要的形式。

三、本书方剂用量单位，除引用古代医籍方药沿用旧制外，一律以克为单位（16 两为 1 斤的旧制，"1 钱"等于 3 克，尾数不计）。

目　录

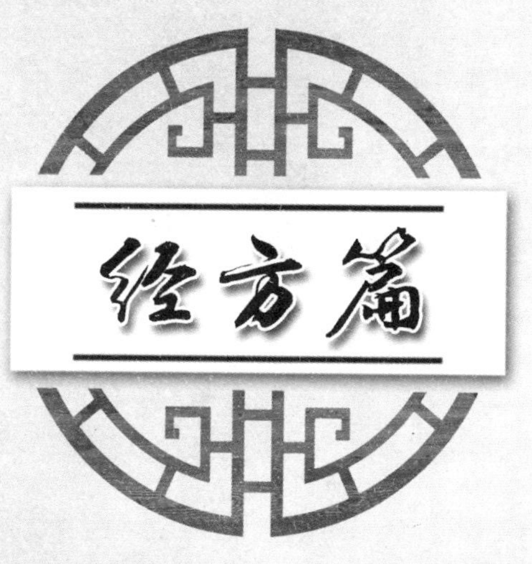

经方篇

一、桂枝汤

《伤寒论》《金匮要略》

组成 桂枝9克（3两，去皮），芍药9克（3两），甘草6克（2两，炙），生姜9克（3两，切），大枣12枚（12枚，擘）。

用法 水煎2次，分服。服后少顷，喝热稀粥一碗，并温覆取汗，以助药力。但以周身微微出汗为宜，不可如水淋一样，服完1剂，若病不除，可再服1剂。若汗始终不出，可服2～3剂，并缩短给药时间。服药期间忌生冷、黏滑、肉类、面食、五辛、酒酪、臭恶等具有刺激性和不易消化的食物。

使用标准 1.外感：头痛、发热、汗出、恶风、脉缓。

2.内伤杂病：凡经辨证而病机为营卫不和者均可用之。

禁忌证 1.恶寒发热，无汗，脉紧者不可用。

2.汗虽多，但发热不恶寒、烦渴、舌苔黄腻、脉滑数洪大者，不可用。

3.酒后，脉洪数有力者，不可用。

医案 桂枝汤为仲景群方之冠，乃解肌发汗、调和营卫之第一方。诚如尤怡《金匮心典》中引徐（彬）氏之说："桂枝汤，外证得之，为解肌和营卫，内证得之，为化气和阴阳。"临证中运用此方治疗外感者，若符合使用标准1者，无不应手而效；而用以治内伤杂病者也不乏报道，但因其诸症繁杂，尚无规律可循，而用此方之共同点其病机均为营卫不和。爰引四个医案，以抛砖引玉，倘医林同道，或嗣而续之，倡而明之，又余之深幸也。

1. 林××，青年渔民，体素健壮，夏天汗出未干，潜入海中捕鱼，回家时汗出甚多，自此不论冬夏昼夜，经常自汗出，曾以卫阳不固论治，用玉屏风散及龙牡、麻黄根等，后来亦用桂枝汤加黄芪，均稍愈而复发。经过年余，体益疲乏，皮肤被汗浸呈灰白色，汗孔增大，出汗时肉眼可见，自觉肢末麻痹，头晕，惟饮食如常，不能参加劳动，脉浮缓，重按无力，汗出虽多，但口不渴，尿量减少，流汗时间午、晚多而早上少，清晨起床前，略止片刻。此病起于汗出之际，毛孔疏松，骤然入水，水湿入浸肌腠，玄府骤闭，汗污不及宣泄，阻于营卫之间，开阖失和。其病虽久，脏气未伤，故脉仍浮缓，应微发其汗以和营卫。处方：桂枝梢3钱、杭白芍3钱、炙甘草1钱、大枣7枚、生姜3钱，水一碗，煎六分，清晨醒后服下，嘱少顷再吃热粥一碗，以助药力，静卧数小时避风。第三天复诊，全身温暖，四肢舒畅，汗已止，仍照原方加黄芪5钱，服法如前，但不啜热粥，连服2剂，竟获全功。其后体渐健壮，7年未复发。（《福建中医药》，1964年第5期第35页）

2. 族侄柏堂，21岁时，酒后寐中受风，遍身肌肤麻痹，搔之不知疼痒，饮食如常。时淮阴吴鞠通适寓伊家，投以桂枝汤：桂枝5钱、白芍4钱、甘草3钱、生姜3片、大枣2枚，水3杯，煎2杯，先服1杯，得汗止后服，不汗再服。

并嘱弗夜膳，临睡腹觉饥，服药一杯，须臾啜热稀粥一碗，覆被取汗。柏堂如其法，只一服，便由头面至足，遍身漐漐得微汗，汗到处，一手搔之，辄知疼痒，次日病若失。(《医学衷中参西录》)

3. 吴君明，伤寒六日，谵语狂笑，头痛有汗，大便不通，小便自利。众议承气汤下之。士材诊其脉浮而大，因思仲景曰："伤寒不大便六七日，头痛有热，小便清者，知不里，仍在表也。"方今仲冬，宜与桂枝汤。众皆咋舌，以谵语狂笑为阳盛，桂枝入口必毙矣。李曰："汗多神昏，故发谵妄，虽无大便，腹无所苦，和其营卫，必自愈耳。遂违众用之，及夜而笑语皆止，明日大便自通。故病多端，不可胶执，向使狐疑而用下药，其可活乎？"(《伤寒名案新注》)

4. 某男，20岁。初患眼病，红肿疼痛。经西医治疗，红肿消退，但遂渐弱视失明，而外观双目圆睁，毫无异感，身无不适，经久不愈。初诊时，据述原住院一年多，中西药无效，痛遂日增。查所服方药，均以"目为火户"作依据，多系清热泻火之类。分析其病初之时，目虽红肿疼痛，尚能视物如常，肿痛消失，反而不明，愈治而视力愈弱，此必苦寒阴柔过剂，损伤中气，以致营卫紊乱，精血不能上荣于目，故目盲不能视物，此医药不当，非目病所致。拟调和营卫之法，处以桂枝汤全方：桂枝9克、白芍9克、生姜9克、大枣18枚、甘草9克，嘱服6剂。复诊时云：

上方服3剂后，目有光感，模糊能视物。6剂服完后，视物比较清楚，仍守上方，嘱再服6剂。半月后再诊，询及目力，已能看书报。计上方共服12剂，1年后随访，据云未复发。(《提高中医疗效的方法》)

按语 1.使用经方，重点在于抓住主证，有是证则用是方。此方的使用标准1便是根据《伤寒论》第13条："太阳病,头痛,发热,汗出,恶风,桂枝汤主之。"和第2条："太阳病，发热，汗出，恶风，脉缓者，名为中风"，参合而成。对于13条柯韵伯曾说："此条是桂枝本证，辨证为主，合此证即用此汤，不必问其伤寒中风杂病也，今人凿分风寒，不知辨证，故仲景佳方置之疑窟，四证中头痛是太阳本证，头痛，发热恶风与麻黄证同，本方重在汗出，汗不出者，便非桂枝证。"寥寥数语，可谓切中要害。《伤寒论》中有关桂枝汤的条文有28条之多，余以为其余诸条均是对13条运用的补充和说明，如12条的"啬啬恶寒，淅淅恶风，翕翕发热"便是对13条发热及恶风程度的说明；53条"病常自汗出……"54条"病人藏无他病，时发热自汗出"以及234条的"阳明病，脉迟，汗出多，微恶寒……"和57条的"伤寒发汗，已解，半日许复烦，脉浮数者"是对其13条治疗范围的补充；其他如24条"太阳病,初服桂枝汤,反烦不解者……"25条"服桂枝汤,大汗出,脉洪大者……"是对用桂枝汤后病情变化的说明；为了正确运用桂枝汤又列出了16、17、19、29条等禁忌证,针对以上论述犹嫌不够,又示后人关于桂枝汤变法的治疗，如56条"伤寒，不大便六七日，头痛有热者，与承气汤；其小便清者，知不在里，仍在表也，……”综上所述可以看出，临证中只要正确地掌握使用标准，且能够知常达变，便不会出现“桂枝下咽，阳盛则毙”之象，而能使某些沉疴顿起，使患者有振起之望。

2. 临证中若符合使用标准 1 而兼见口苦心烦等里热证者，可在桂枝汤中加黄芩 6 克（二两）即阳旦汤(《外台秘要》引《古今录验》)。若宿有喘病，又感风寒而见桂枝汤证者，或风寒表证误用下剂后，表证未解而微喘者，可在其原方中加厚朴 6 克（2 两，炙，去皮），杏仁 6 克（50 枚，去皮尖），即桂枝加厚朴杏子汤。

3. 本方服法尤须注意，否则服后无效，或病转深陷，故王清任《医林改错》深诋桂枝汤无用，非无用也，不啜粥故也。是以愚用此方时，加黄芪升补大气，以代粥补益之力，防风宣通营卫，以代粥发表之力，服后啜粥固佳，即不啜粥，亦可奏效。而又恐黄芪温补之性，服后易致生热，故又加知母，以预为之防也。此即加味桂枝代粥汤，方药如下：桂枝 3 钱、生杭芍 3 钱、甘草钱半、生姜 3 钱、大枣 3 枚（掰开）、生黄芪 3 钱、知母 3 钱、防风 2 钱 。(《医学衷中参西录》)

4. 桂枝汤方后注有：若不汗，更服依前法。……乃服 2 ~ 3 剂。临证中若想迅速取效时可在其原方中加黄芪以补其胸中大气，加薄荷以助其速于出汗，不至若方后所云，恒服药多次始汗也。又宜加天花粉助芍药以退热（但用芍药退热之力恒不足），即以防黄芪服后能助热也（黄芪、天花粉等分并用，其凉热之力相敌，若兼用之助芍药清热，分量又宜多用）。若遇干呕过甚者，又宜加清半夏以治其呕，此即速效桂枝汤（方名自拟）。又有屡用屡效之便方，较桂枝汤殊为省事，方用生怀山药细末半两或1两，凉水调和煮成稀粥一碗，加白糖令适口，以之送服西药阿司匹林1克，得汗即愈，此即桂枝简易方（方名自拟）。（《医学衷中参西录》）

5. 桂枝汤众多方书均将其列为解表剂，此言之差矣，若深钻《伤寒论》乃知其为调和营卫之主方，当列入和剂的范畴，因此在煎药之时不必囿于“凡解表剂，宜武火急煎，因其气味多辛而芳香，久煮则辛散无力”之训，而应文火慢煮，且桂枝汤的方后也注明：“以水七升，微火取三升……”知武火不宜也，而桂芍质地多坚，非银花、连翘可比，因此在处方用药时应加注意，方不为误。

二、桂枝加葛根汤

《伤寒论》

组成 桂枝6克（2两，去皮），芍药6克（2两），甘草6克（2两，炙），生姜9克（3两，切），大枣12枚（12枚，擘），葛根12克（4两）。

用法 水煎2次分服，覆盖薄棉被使之微微出些小汗，但不需喝粥，其他调养方法与桂枝汤相同。

使用标准 若具备桂枝汤使用标准1而兼见以下各症之一者均可用之。

1. 项背强痛不舒。
2. 麻疹初期，疹初见而未齐者。
3. 痢疾初期，或胃肠病者。

按语 此方中桂枝汤的剂量不可不察，周禹载云："汗出恶风项背强，全是桂枝证，所兼阳明者，不过几几一证耳，乃加阳明经药而专重葛根，反减去原汤分两者，不可不知也。"再者葛根汤也有"项背强几几"之症，乃知葛根为治疗项背强痛的专药。现代药理学研究也证实葛根有扩张冠状动脉、脑动脉，增加冠状动脉和脑血流量的作用，对高血压引起的头痛、颈项痛有较好的疗效，因此临证中可在辨证的基础上加以应用。

三、桂枝加芍药汤

《伤寒论》

组成 桂枝9克（3两，去皮），芍药18克（6两），甘草6克（2两，炙），生姜9克（3两，切），大枣12枚（12枚，擘）。

用法 水煎2次，分服。

使用标准 若具备桂枝汤使用标准1而兼见以下各症之一者均可用之。

1. 腹满时痛，脉多弦细。

2. 腹痛下痢。

按语 1. 若表邪内陷，与肠胃有形积滞相搏而致腹满痛拒按者，即使表证未罢，也非本方所宜，当解表攻里，即桂枝加大黄汤是也。诚如汪琥所说："如腹满痛甚者，其人胃本实，虽因太阳病误下，热邪传入太阴，然太阴之邪，已归阳明，而入于府，此非里虚，乃里实痛也。"

2. 本方证的"腹满时痛"日人东洞翁曰："腹满时痛者，即拘急而痛也，因直腹筋之挛急过甚，且形腹壁膨满也。"这有助于临床辨证。

3. 桂枝汤、桂枝加芍药汤、桂枝加桂汤三方均由桂枝、白芍、生姜、大枣、甘草所组成，但所主治的病证各不相同，原因何在呢？有人说"中医之秘，秘在剂量不传"，是有一定道理的。如桂枝汤，桂枝、白芍各9克，乃为治疗太阳中风表虚证的主方；桂枝加芍药汤，芍药的剂量变为18克，乃为治疗太阴腹痛之方，正如柯韵伯所说："桂枝加芍药，小试建中之剂，……"而桂枝加桂汤中桂枝却是15克，变为治疗寒证奔豚的主方了。为了引起医林同道的注意，我们不妨再列举一二。例如枳术汤与枳术丸，二者均由枳实、白术构成，但剂量不同，所治的病证也不同，枳术汤乃枳实量倍白术，且作汤剂，治心下坚大如盘，边如旋盘，水饮所作；而枳术丸却是白术量倍枳实，改作丸剂，治疗乏力、纳呆、腹胀痞满，正如《医方论》所说："一补脾，一祛邪，简当有法，勿以其平而忽之。"小承气汤与厚朴三物汤也均由大黄、枳实和厚朴三味药组成，但因君药的剂量不同，故主治亦随之有异。小承气汤重用大黄而为君，故其作用重在攻下，厚朴三物重用厚朴而为主，故作用在于行气消胀，诚如尤在泾所说："厚朴三物与小承气同，但承气意在荡实，故君大黄，三物意在行气，故君厚朴"。由是观之，古人立方命名，实包括辨证施治之意。再如柴胡桂枝汤乃治太少合病之主方，若将该方之诸药均以4倍的剂量，即柴胡48克、生半夏24克、黄芩18克、党参18克、桂枝18克、芍药18克、生姜18克、大枣24枚、甘草18克，乃名为"大柴桂汤"，治疗原因不明之腹痛、溃疡病、急慢性阑尾炎、胆道蛔虫症等急腹症，屡获奇效，且无任何不良反应（《山东医刊》1965年4期）。其他如清瘟败毒饮也有大剂、中剂、小剂之别，如《疫疹一得》所说："疫症初起，恶寒发热，头痛如劈……六脉沉而细数，即用大剂，沉而数者用中剂，虚大而数者用小剂。"近年来有关增大药量，提高疗效的经验也不乏报道，如《上海中医药杂志》1982 年第 5 期《医林掇英》所介绍的：病员患频发性室性早搏，每分钟停 8 ~ 10 次，经心电图确诊。以往用炙甘草汤无效，原因是：①剂量小；②没有做到水酒同煎。后决定增量，方宗大剂炙甘草汤（方名自拟），处方如下：生地 250 克、麦冬 45 克、桂枝 45 克、党参 30 克、麻仁 60 克、炙甘草 60 克、生姜 45 克、大枣 30 克、阿胶 30 克，用水 1600 毫升，酒 1400 毫升，煎至 600 毫升，分 3 次服下，服后没有明显副作用，只是想睡觉，略感头晕昏。第三天自觉早搏消失，第六天复查心电图正常。综上可以看出，掌握好药物的用量是多么的重要，对此，应当苦下功夫去心领神会，才不负病家生命之托。

四、桂枝加大黄汤

《伤寒论》

组成 桂枝9克（3两，去皮），芍药18克（6两），甘草6克（2两，炙），大黄6克（2两），生姜9克（3两，切），大枣12枚（12枚，擘）。

用法 水煎2次，分服。

使用标准 若具备桂枝汤使用标准1而兼见以下各症之一者均可用之。

1. 腹痛拒按。

2. 腹痛，滞下赤白，后重者。

按语 1.《伤寒论》第280条云："太阴为病，脉弱，其人续自便利，设当行大黄芍药者，宜减之，以其人胃气弱易动故也。"由是观之，大黄、芍药均能损伤胃气，这里我们可拿千金神明度命丸这首方剂做个注脚。神明度命丸就是由芍药、大黄两味所组成，它主治"久患腹内积聚，大小便不通，气上抢心，腹中胀满，逆害饮食"。从这里可以看出，大黄与芍药同用能通利二便，并能消除胁下邪气积聚（可能是指肝脾肿大而言）。也可以看出大黄与芍药同用，对实性腹痛是有效的。所以凡中气较虚的患者，即使须用大黄、芍药，亦应适当减量，以免中气受伤。

2. 本方是外解表邪，内攻里实，对制定表里双解之剂，示以规范，并为后世温下法开一先河。如河间之防风通圣散，以及温脾汤之类方剂，都是受本方的影响而创立的。然此二方亦可治疗无表证之腹痛。故柯韵伯云：“桂枝加芍药，小试建中之剂，桂枝加大黄，微示调胃之方。”深得要领。

3. 原书把本方列入太阴篇，殊不合理，因本方是为太阳病兼里实者而设，太阳病中之有本方，亦犹少阳病中之有大柴胡一样，都是为兼里实证开一双解法门而已。

五、桂枝加桂汤

《伤寒论》《金匮要略》

组成 桂枝 15 克（5 两，去皮），芍药 9 克（3 两），生姜 9 克（3 两，切），甘草 6 克（2 两，炙），大枣 12 枚（12 枚，擘）。

用法 水煎 2 次，分服。

使用标准 1. 阳虚体质，或有误用温灸，或有发汗过多的病因。

2. 气从少腹或胃脘上冲胸咽，发作欲死，复还止。

具备以上两条者即可使用本方。

医案 1. 宋 ××，男，32 岁，工人。右胸胁疼痛 3 天。自述 3 天前因工作不慎而致闪腰岔气，起初病情较轻，未加注意，后逐渐加重，且感右下腹有股气体向上冲撞，遂觉右胸胁疼痛，日四五行，痛苦异常。听其所述，似有奔豚之证，故宗桂枝加桂汤原方，查其舌质红又加黄芩 9 克以辅佐，投药 3 剂做诊断性治疗，服药后 1 剂知，3 剂诸恙皆失。

2. 高 ××，男，45 岁，技师。患病颇奇，发作时自觉有一股气体从少腹环腰，然后沿督脉上达巅顶，下行环口唇，随即感口唇发麻颤动，顷刻又有一股气体从少腹起上冲胸咽，伴心慌气短，有濒临死亡之感。患者此时只能被迫静坐，才稍感缓解，但瞬时又作。每当发作期间，即感腹胀、腑气不通，若得矢气即感减轻。追问病史，乃知10年前患有癫痫，近年来其癫痫未发，但上症每因天气变化和寒冷而诱发，成间断性发作，痛苦异常而无以言状。先后求治于北京、上海、河南等，西医疑有“癫痫小发作”，多次复查脑电图均正常，曾请某神经内科专家帮助诊断，最后也不了了之。中药、西药、单方、验方无不尝试，可谓用药倾车，但获效罔闻。舌质红、苔薄黄，脉弦。辨证，乃奔豚气无疑。观其舌苔，脉象似如热证奔豚，故宗奔豚汤，处方如下：

甘草9克、川芎9克、当归9克、半夏15克、黄芩9克、生葛根15克、白芍9克、生姜12克、李根皮20克。

3剂，水煎，日服2次。

二诊：服第1剂，则感诸症稍有减轻，但服二三剂后则诸症同前，余百思不得其解，遂又详细追问病史。自述：此病在夏季天气炎热之时很少发作，而且天气越热则越感舒服，到秋天及冬天后即感加重，表现为发作周期缩短，持续的时间延长。闻听此言，顿开茅塞，乃知其阳虚体质是本，奔豚之证是标，故用金匮肾气丸培补肾阳，合桂枝加桂汤降逆散寒，且犹嫌二者之力不够，又取黑锡丹中诸药如胡芦巴、沉香等，方药如下：

熟地15克、山药15克、山萸肉12克、泽泻12克、茯苓15克、丹皮9克、肉桂12克、炮附子15克、桂枝15克、白芍9克、生姜9克、大枣12枚、甘草6克、胡芦巴15克、沉香6克。

3剂，水煎服，1日2次。

三诊：服药后2时许，病人感周身无力，略有头晕，其家属甚为恐慌，遂来找我，看后曰：乃药效之故，应继续服用。及夜2点，病人自觉肠鸣，矢气频作，直至天明，且诸症全无，欣喜异常，3剂后，其素来畏寒之症减轻，又进3剂，均无不适，2月后因感寒受凉，上症又发，遂服上方3剂，现2年未发。

3. 姜××，女，54岁。患病经年，是病之初，在其臀部发现一鸡蛋大小的肿物，劝其手术治疗，因病人畏惧手术而未能医治。后遇一走方郎中，投药百余剂，肿物消失，但他症又现，自觉有股气体从周身流走不定，当气体从少腹上冲胸咽时，每有发作欲死之感，伴口苦咽干目眩，心烦喜呕，默默不欲饮食，往来寒热，腹胀甚，大便干，两日一行。腹诊：胃脘部痞硬，左下腹有压痛和抵抗感，舌质红、苔薄黄，脉沉弦。辨证：①奔豚证；②少阳阳明合病；③瘀血证。宜桂枝加桂汤合大柴胡汤、桂枝茯苓丸及枳术汤等，处方如下：

桂枝15克、白芍9克、生姜9克、大枣12枚、甘草6克（炙）、柴胡15克、大黄9克、枳实12克、白术6克、半夏12克、黄芩9克、茯苓15克、赤芍12克、桃仁12克、丹皮9克。

3剂，水煎服，1日2次。

二诊：服药3剂，诸症锐减，又进3剂，病情若失。

4. 魏 × ×，男，50 岁，工人。胃脘痛 10 年余，加重 1 周。钡餐提示：慢性浅表性胃炎。西药曾服胃舒平、胃得宁等，中药不详。现症：口苦且黏，咽干目眩，心烦喜呕，默默不欲饮食，颈项强，胸胁满微结，心窝部有堵塞感，且自觉有股气体从胃脘向四处走窜，多数表现从胃脘沿小腹下行，然后环腰沿督脉上行，若气体停留在腰部的某个部位，该处即出现一个鸡蛋大小的肿物，压之不痛，推之不移，此时即感腰痛且胀，痛甚时不能直腰，平素畏寒，舌稍红，胖大有齿痕，脉沉弦。治宜柴胡桂枝干姜汤合桂枝加桂汤，方药如下：

柴胡 15 克、桂枝 15 克、干姜 12 克、花粉 12 克、黄芩 12 克、甘草 9 克、牡蛎 15 克、白芍 9 克、生姜 9 克、大枣 12 枚。

3 剂，水煎服，1 日 2 次。

二诊：服药 3 剂，诸症减，药已中病，效不更方，再进 3 剂，病告痊愈。

按语 1. 关于加桂问题，后世医家争论颇多，有主张加桂枝的，有主张加肉桂的，可谓仁者见仁，智者见智。如余嘉言曾以加肉桂治愈两例奔豚气（见《金匮新义》）。曹颖甫也曾以加半夏、肉桂治愈一例气从少腹上冲心而吐清水者（见《经方实验录》）。而岳美中、刘渡舟的治验则均加桂枝，笔者的 4 个医案也皆以加重桂枝而治验。因此笔者认为应以加桂枝为是，而且仲景书中也有明文可稽。《伤寒论》云："太阳病，下之后，其气上冲者，可与桂枝汤，方用前法，若不上冲者，不得与之。”《金匮要略》防己黄芪汤后亦云：“气上冲者加桂枝三分。”这是显而易见的。况且桂枝、甘草同用治动悸，除本方外还可以从仲景方中举些例证，如治“发汗后，其人脐下悸者，欲作奔豚”的苓桂枣甘汤，治“心下逆满，气上冲胸，起则头眩，脉沉紧，发汗则动经，身为振振摇者”的苓桂术甘汤，治“发汗过多，其人叉手自冒心，心下悸欲得按者”的桂枝甘草汤，治“伤寒厥而下悸”的茯苓甘草汤以及治“伤寒脉结代心动悸”的炙甘草汤，这些都少不了桂枝甘草两味，并且还得有相当重的剂量，不难看出这两味药配合使用对治疗动悸是有专长的。诚如徐大椿所说：“重加桂枝，不特御寒，且制肾气，又味重则能达下，凡奔豚证，此方可增减用之。”可谓慧眼。

2. 关于奔豚证的发病部位，《伤寒论》云“气从少腹上冲心”，但笔者认为其不尽然如此，就如同脉结代心动悸不独主炙甘草汤一样，本病的发病部位也可以从双腿的内踝开始（见《伤寒挈要》），还可以从胃脘开始（见本篇的医案 4），所以鉴别其是否是奔豚证，不在于其发病部位，而应注意其临床表现，如上冲胸咽、发作欲死，复还止（根据笔者临床所见，认为“其发作欲死，复还止”是指当有一股气体上冲胸咽时，患者即感心悸，短气急迫不能耐而有濒临死亡之感，发作后形如常人）。还应注意其体质因素即阳虚体质的方可。

3. 丹波元坚说：“奔豚一证，多因寒水上冲，故治法不出降逆散寒。”樊天徒也说：“……生平所遇，亦全是寒证，其中尚有经诊断为肠梗阻者。可见这类病证多数是由下寒所起，而热证须用奔豚汤者，尚未见过。”根据经验，笔者认为上述之言可信，不知同道以为何？

六、桂枝加附子汤

《伤寒论》

组成 桂枝9克（3两，去皮），芍药9克（3两），甘草6克（2两，炙），生姜9克（3两，切），大枣12枚（12枚，擘），附子9克（1枚，炮，去皮）。

用法 水煎2次，分服。

使用标准 头痛，微发热，汗出不止，恶寒殊甚，指尖冷，四肢拘挛疼痛，小便难，脉浮而虚者。

医案 王×，男，35岁，工人。其形体壮实，生性好动，一月前因运动后，汗出过多而受凉，遂感发热怕冷，周身关节疼痛无汗，求治于某医院，投以安乃近等，病情向愈。但尤擅运动，故又感冒，上症重现，后求中医诊治，处以麻黄汤等，病情未愈，前后拖延一月。现症：头痛，微发热，汗出不止，时值初秋，天气不甚寒冷，但每着棉衣以御寒，小便不利，脉浮重按无力，舌淡，苔薄白。《伤寒论》云："太阳病发汗，遂漏不止，其人恶风，小便难，四肢微急，难以屈伸者，桂枝加附子汤主之。"详查本病，知其与此方吻合，遂疏其原方3剂，后病告痊愈。

按语 1.张璐云："用桂枝汤，和在表之营卫，加附子者，壮在表之元阳，本非阳虚，故不用四逆。"可谓明见。

2.本证是表证未解，阳气以虚，而且津液不足，但治法却只是扶阳解表，此法不能不引起注意。陆渊雷云：“津伤而阳不亡者，其津自能再生，阳亡而津不伤者，其津也无后继，是以良工治病，不患津之伤，而患阳之亡。阳明病之津液干枯，津伤而阳不亡也，撤其热则津自复，少阴病之津液干枯，阳亡而津不继也，回其阳则津自生。……桂枝加附子汤之证，伤津而兼亡阳也，仲景则回其阳而已，不养其津，学者当深长思之。”

七、桂枝加龙骨牡蛎汤

《金匮要略》

组成 桂枝9克(3两),芍药9克(3两),甘草6克(2两,炙),大枣12枚(12枚,擘),生姜9克(3两),牡蛎9克(3两),龙骨9克(3两)。

用法 水煎2次,分服。

使用标准 1. 神经质,易兴奋,易疲劳,心动悸,上火,眩晕,汗多。

2. 男子遗精,女子梦交或遗溺。

3. 脐处触及有动悸。

4. 舌淡且润,脉虚大。

具备以上4条,或具备1、3、4也可用。

八、乌头桂枝汤

《金匮要略》

组成 乌头2.5~9克（原方剂量缺），桂枝9克（3两，去皮），芍药9克（3两），甘草6克（2两，炙），生姜9克（3两），大枣12枚（12枚，擘）。

用法 先用白蜜煎乌头，后入桂枝汤同煎2次分服，以药后如醉状或得吐中病为度。

使用标准 腹痛，关节疼痛，屈伸不利，遇寒则急，手足不温或麻木不仁，舌苔薄白，脉弦紧。

医案 杨××，男，52岁。四五年来，周身关节疼痛，左腰部以下尤甚，经中西医针灸、外熨等法治疗，时或症状减轻，但嗣后仍不见较大改善。每逢天阴或下雨尤为加剧，腹部亦痛，关节沉重无力，屈伸不利，肩、腰、膝、肘等关节红肿变形，血沉25毫米/小时，舌质淡薄，脉濡缓，证属“痛痹”，用《金匮》乌头桂枝汤加味：制川乌4.5克、川桂枝9克、白芍9克、炙甘草6克、生姜9克、红枣4枚、川萆薢12克、苡仁30克、威灵仙15克、土茯苓30克、防己15克。服上药5剂，疼痛锐减，屈伸仍感不利。上方加川牛膝9克、豨莶草12克、土牛膝15克、黄芪15克，后以此方继服20余剂，运动自如，疼痛已止，血沉检查在正常值内，已能上工劳动，至今未发。（《经

方应用》）

按语 1. 乌头有川乌、草乌之分，两者亦可兼用，其性大辛大热，为祛寒之峻药，有较大的毒性。一般先用制川草乌，服后症状不改善者再用生川草乌，其量从小到大，逐渐加量，而且煎煮时间要长，以缓解毒性，或加白蜜、甘草同煎亦可，主要是缓和药性，以防中毒。药后如醉状或呕吐，是药已中病的“瞑眩”反应，不必惊慌，所谓“药不瞑眩，厥疾勿瘳”是也，但并不是人尽如此，或同时发现呼吸迫促、心跳加速、脉有歇止、遍身麻木、坐卧不安等症，则是中毒现象，必须予以急救解毒，速服绿豆汤或黑豆甘草汤，或按中毒处理。

2. 根据孙秉华氏经验，用乌头时可以加用苡米 30 克或 60 克，因《本经》谓苡米“主筋急拘挛，不可屈伸，久风湿痹。”《别录》谓“除筋骨中邪气不仁”，二者同用有营养经脉、扶正祛邪之功，值得取法。

九、桂枝芍药知母汤

《金匮要略》

组成 桂枝9克（4两），芍药9克（3两），甘草6克（2两），麻黄6克（2两），生姜15克（5两），白术15克（5两），知母12克（4两），防风12克（4两），附子9克（2枚，炮）。

用法 水煎2次，分服。

使用标准 1. 身体瘦弱。

2. 遍身关节肿痛，肿处伴有灼热，脚肿如脱。

3. 头眩气短，心中郁郁不舒欲吐。

4. 舌苔薄黄腻，脉数。

具备以上4条，或只具备后3条也可用。

医案 曹颖甫治戴姓妇，子死腹中，某医用药下之，胎已腐烂，然以贫故，无暇调理。未几，腹中有块跳动，手足肢节俱疼痛，甚至不可屈伸，两足如脱，腋下时出黄汗。经三年矣，来求治。足胫常冷，脚肿如脱，两手不可屈伸，此历节证也。乃用金匮桂枝芍药知母汤：桂枝3钱、白芍3钱、知母4钱、熟附片2钱、麻黄2钱、防风4钱、甘草2钱、白苍术各4钱。服2剂，不见动静，翌日复诊，改熟附片为生附子，4剂后，汗液大泄，两手足发胀，发浸淫疮，而关节疼痛减其大半，盖寒湿毒由里达表之验也。

闻之丁甘仁君曰：凡湿毒在里之证，正当驱之出表，但既出于表，必重用大小蓟、丹皮、赤芍以清血分余毒，不独外疡为然，治历节风亦无不然。予乃用大小蓟各 4 钱、丹皮 3 钱、赤芍 3 钱，佐以息风和血祛湿之品，2 剂后浸淫疮略减，复 4 剂后渐次脱痂，唯头晕如击仆状。诊其脉大而弦，大则为热，弦则为风。小产后，其血分虚，血为阴类，阴虚则生热，血虚则生风，虚者不可重虚，乃用大熟地 4 两、生潞党参 4 钱、制乳没各 3 钱、生铁落 4 两，服 10 余剂，手足并光润，不知其曾患浸淫疮矣。（《金匮要略译释》）

按语　本方的辨证要点在于风湿痹阻化热未甚，与一般旧风寒湿痹而尚未化热者，在脉症上自有区别，治法亦当有异。若化热已甚，出现周身关节疼痛，甚者难以转侧，以至手不能屈，足不能立，壮热，汗出恶风，口渴喜饮，烦躁，舌红、苔黄燥，脉滑数洪大者，乃转为气分热盛，治宜清热络，可用白虎加桂枝汤，其间当细加鉴别。

十、甘草干姜汤

《伤寒论》《金匮要略》

组成 炙甘草 12 克（4 两），干姜 6 克（2 两）。

用法 水煎 2 次，分服。

使用标准 1. 咽中干，吐逆，手足不温，烦躁。

2. 涎唾多，咽干而不欲饮，不咳，小便数或失禁，头晕。

3. 腹痛、肠鸣、便溏以及吐血、下血。

4. 舌淡苔白，脉迟。

上面 4 条中，前 3 条的任何一个配以第 4 条即可应用。

医案 阎 ××，男，21 岁，唐山市人，汽车司机。素患鼻衄，因长途出差 3 日始归，当晚 6 时许衄血，势如泉涌，历 5 个多小时不止，家属深夜叩诊。见患者头倾枕侧，血仍滴沥不止，血盈其半铜盆。患者面如白纸，近之则冷气袭人，抚之不语，脉若有若无，神志已失，急疏甘草干姜汤（甘草 9 克、干姜 9 克）即煎冷服，2 小时后手足转温，神志渐清，脉渐起，能出语，衄亦遂止。翌晨更以阿胶 12 克水煎，日服 2 次，后追访未复发。（《岳美中医案集》）

按语 1. 治疗血证，在服法上将温服改成冷服，盖血得温则行，得寒则凝，故应冷服，这点临床上尚需注意。

2. 仲景用此方“以复其阳”是指脾胃之阳而不是心肾之阳，这种厥逆烦躁是由于脾阳不运，而不是由于亡阳，是太阳病而不是少阴病，所以只需干姜而不需用附子。至于咽中干，是由于肺中冷，涎唾多，水气不归正化所致，而不是热伤津液所致，懂得这一点，便不会误用。

十一、桂枝甘草汤

《伤寒论》

组成 桂枝12克（4两，去皮），甘草6克（2两，炙）。

用法 上二味，以水三升，煮取一升，去滓，顿服。

使用标准 心悸喜按，气短自汗，面色苍白，或有形寒肢冷，体倦，舌淡或紫暗，脉细弱或结代。

按语 1. 本方药虽二味，但实为复心阳之祖方。若兼见烦躁者，可在上方中加龙骨、牡蛎各6克即桂枝甘草龙骨牡蛎汤（《伤寒论》）。若兼见惊狂卧起不安者，可在上方中加生姜9克、大枣12枚、牡蛎15克、龙骨12克、蜀漆（常山之苗）9克，即桂枝去芍药加蜀漆牡蛎龙骨救逆汤（《伤寒论》《金匮要略》）；若兼见脐下悸欲作奔豚者，可在上方中加茯苓24克、大枣15枚，即茯苓桂枝甘草大枣汤（《伤寒论》《金匮要略》）；若见气从少腹上冲心的奔豚证，可宗桂枝加桂汤。

2. 桂枝甘草汤临床上经常以偶方而出现在众多的方剂中，笔者曾对《伤寒论》《金匮要略》等62首方剂中桂枝与甘草的剂量比做一统计分析，结合临床发现，若为复心阳之用，其剂量比应为2 ∶ 1（如桂枝甘草汤）为是；若以调和营卫者，其剂量比应为3 ∶ 2（如桂枝汤）为好，若为平冲降逆当5 ∶ 2（如桂枝加桂汤）为妙；若为补益中气者，其剂量比应为 1 ∶ 7（如竹皮大丸）为高。临证中仅供参考。

3. 本方不但能复心阳，尚能治疗低血压症。如杨氏用本方加味治疗 38 例低血压症，治疗前血压均在 90 ~ 80/70 ~ 50mmHg 之间，临证多属心脾阳虚，方宗桂枝甘草附子汤（方名自拟）。药方如下：桂枝、甘草、川附子各 15 克，每日 1 剂，开水泡频饮。服药 4 ~ 10 剂，最多 12 剂后，平均血压上升至 111.5/68.5mmHg。1 个月至半年随访 28 例，平均血压为 110.5/68.5mmHg（《黑龙江中医药》，1988 年 2 期）。刘氏也以本方加味治疗 5 例体质性低血压，全部治愈，方宗加味桂枝甘草汤（方名自拟）。方药如下：桂枝、甘草、肉桂各 15 克，五味子 25 克，每日 1 剂，早晚 2 次，4 ~ 7 天为一疗程。血压升至正常后继续服 4 剂，平均 4.8 天。（《黑龙江医药》，1979 年 2 期）

十二、芍药甘草汤

《伤寒论》

组成 芍药12克（4两），甘草12克（4两，炙）。

用法 水煎2次，分服。

使用标准 1. 腹痛。腹诊：腹壁硬，腹直肌挛急或腹壁弛缓而身体肌肉无定处之拘急者。

2. 腿脚痛。如腓肠肌痉挛、不安腿综合征等。

上面2条中，只需具备其中的1条，即可使用。

医案 李××，男，25岁。右鼠溪处肿起一包块，如鸡蛋大小，表面不红，穿刺抽之无物。右腿拘紧伸不直，强之则疼痛剧烈，行路必须架拐，足跟不能着地，每到夜晚腿肚子转筋，舌红少苔，脉弦细而数。

处方：白芍24克、炙甘草12克。速服3剂。

病人见方药两味，颇露疑色。未料，服1剂而腿不转筋，3剂服完肿块消失，又服4剂，则腿能伸直而行走。（《伤寒论方医案选编》）

按语 1. 腹痛不拒按者及腿脚痛不红肿者，用白芍、炙甘草；腹满时痛拒按者及腿脚痛红肿者，用赤芍、生甘草。

2. 方中二药的剂量，原方是1∶1，但根据刘渡舟教授的经验认为，芍药与甘草的剂量宜2∶1，临证中可供参考。

3. 细野史郎指出："对横纹肌、平滑肌的挛急，不管是中枢性的或末梢性的，均有镇静作用。""对身体的挛急有效，不仅对表在性的躯体和四肢的平滑肌，就是深在的平滑肌性的脏器，比方胃、肠、胆囊、输卵管、子宫、膀胱、尿道或血管等也能缓解其挛急，制止其疼痛。"为临证运用中提供了理论根据。（《现代汉方医学大观》）

4. 临证中若具备芍药甘草汤的使用标准 1 或 2 而兼见足冷、恶寒，可在其上方中加附子 9 克（一枚，炮、去皮，破八片），此即芍药甘草加附子汤（《伤寒论》），若取附子的止痛作用，须用较大的剂量。

5. 本方临床用之甚广，兹举白芍木瓜汤治疗骨质增生症 160 例，仅供临床参考。

（1）方药与用法：白芍 30 克、甘草 12 克、木瓜 12 克、鸡血藤 15 克、威灵仙 15 克。颈椎加葛根 12 克；胸椎加狗脊 12 克；腰椎加杜仲、怀牛膝各 12 克。此方重用白芍，如效果不显，可渐加至 60 克。有腹泻可加炒白术 15 克、茯苓 12 克。

（2）疗效：本组病例，颈椎病 85 例，胸、腰椎骨质增生 60 例，其他各关节骨关节病 15 例。近期疗效：治愈 109 例，占 68.2%；显效 42 例，占 26.2%；进步 9 例，占 5.6%；有效率占 100%。远期疗效：在 160 例中，随诊复查 60 例，随诊 4 个月至 6 年，治愈 58 例，占 96.7%；显效 1 例，有效 1 例。疗程：服药 3 ~ 100 剂，平均 21 剂。（《新中医》，

1980 年 1 期）

注：不安腿综合征系因血管舒缩功能障碍引起腓肠肌抽搐。患者自觉单侧或双侧小腿酸麻胀，似痛非痛，时似抽搐，时似触电样感，夜间尤甚，常缠绵不愈，舌质偏淡，脉细弱，证属肝血虚。

十三、炙甘草汤（又名复脉汤）

《伤寒论》《金匮要略》

组成 甘草12克（4两，炙），生姜9克（3两，切），人参6克（2两），生地黄30克（1斤），桂枝9克（3两，去皮），阿胶6克（2两），麦门冬9克（0.5斤，去心），麻仁15克（0.5斤），大枣30枚（30枚，擘）。

用法 酒水各半同煎2次，分服。

使用标准 1. 心动悸、脉结代，而辨证为心阴心阳两虚证者。

2. 咽干舌燥，虚热咳嗽，痰黏不利，痰中带血，虚烦不眠，盗汗，舌光少苔，脉虚数。

上述条中，临证中只需具备1条便可使用。

医案 郭××，女，62岁。2月来心动悸而夜不能寐，在某医院治疗，效果不显，故来我处求治。

其自述曰：10年前，受到惊吓而感到心中动悸不安，事后时好时犯，近2月来自觉加重，如同有人要捕捉其之感。曾先后服过从法国进口的抗心律失常乙胺碘呋酮片，每当发作时服此药即可缓解，事后又犯。余私下曰："此乃由惊悸发展成怔忡，是病之重症，服乙胺碘呋酮片乃治标之法也。"切其脉，动而中止，乃结代脉无异。仲景曰："伤寒脉结代，心动悸，炙甘草汤主之。”随处以原方原剂量3剂，嘱其酒水各半同煎，2次分服。

服药半剂，自觉心中动悸不安已感减轻，哄孙子在床睡觉，不觉亦入梦乡，醒来后欣然告我，听后觉药已对证，效不更方，嘱其服完后再来。

二诊：3剂服完后，遂来我处，自述曰：“心中动悸不安已大为减轻，且服此药后大便已通，每当大便通畅，心慌亦感减轻。”听其所述，大便通畅，乃麻子仁润肠通便之果，药已中病，继以守方，嘱其再进3剂。后切其脉，乃由结代变为细数，问其病，其云：“自从这3剂服完以后，已不再心慌，只是感觉咽干。”观其方，炙甘草、大枣、人参均为甘温之品，生姜、桂枝为辛温之药，而甘温、辛温之品均能助热伤阴，故脉复而变细数，遂将此方之剂量略为加减，其方如下：

甘草（炙）12克、人参3克、阿胶15克、生地30克、麦冬15克、桂枝3克、生姜3克、大枣30枚、麻仁15克。

嘱其常服以巩固疗效，并告之忌吃过咸的东西。戒烟酒、浓茶等辛辣食物，少吃多餐清淡富有营养的食品。（《中西医结合研究》，1985年40期）

按语　1. 炙甘草汤原方中载明“以清酒七升，水八升同煎”是取清酒以宣通百脉，流行气血，使经络贯通，引诸药更好地发挥作用，但近世医者多不注意，因而影响疗效，故在此说明以引起同道的注意。

2“脉结代，心动悸”在痰食阻滞、瘀血凝结之类也可以见到，因此应结合其他诸症，才能做出属虚属实的判断而不致误诊。

3. 关于本方中的麻仁，柯琴说当用枣仁，余以为若患者大便溏而睡眠不安，枣仁较为适合，若便秘或大便干燥，当用麻仁，而且后者临床多见。

十四、小建中汤

《伤寒论》《金匮要略》

组成 桂枝9克（3两，去皮），白芍18克（6两），甘草6克（2两，炙），生姜9克（3两，切），大枣12枚（12枚，擘），饴糖30克（1升）。

用法 水煎2次，去滓，加入饴糖溶化分服。

使用标准 1. 体质瘦弱，易疲劳，易感冒。

2. 腹痛喜按，按之痛减，得食痛减。

3. 心中动悸，虚烦不眠，手足烦热，咽干口燥。

4. 腹诊：腹壁薄，腹直肌表浅，腹肌紧张，腹壁弹力弱。

若具备上述4条可用之；若具备1、2、4或1、3、4也可用。

按语 1. 现临证宗此方者多不用饴糖，差矣！汪昂有言："按此汤以饴糖为君，故不名桂枝芍药而名建中，今人用小建中汤者，绝不用饴糖，失仲景遗意矣。"临床若无饴糖，可用熟蜂蜜30克代。

2. 小建中汤证虽然是寒热错杂、阴阳两虚之证，但其症状表现却偏于阳虚，所以临床中对于脾胃虚弱，脘腹里急疼痛者，多用此方治疗，如阴虚偏热、衄血、烦热口干、咽燥、舌绛苔少，脉象细数者，用之当慎。

3. 小建中汤加黄芪15克名为黄芪建中汤，适用于中焦虚寒腹痛，兼表虚自汗者，以及小建中汤证而虚较甚者。若气短胸满者加生姜；腹满者去枣，加茯苓 12 克，及疗肺虚损不足，补气加半夏 9 克。

十五、大建中汤

《金匮要略》

组成 蜀椒6克（二合，炒去汗），干姜12克（4两），人参6克（2两或党参12克代），饴糖30克（1升）。

用法 水煎2次，去滓，加入饴糖溶化分服。

使用标准 1. 心胸中大寒痛，呕不能食，上冲皮起，出现头足、上下痛不可近，或腹中辘辘有声。

2. 腹诊：腹壁胃肠多弛缓纵胀，常兼有胃及子宫下垂。

按语 1. 本方和小建中汤均有温中补虚、缓急止痛之效，但本方温热之性较小建中汤尤烈，故多用于阳虚阴盛之大寒痛，且方中蜀椒有制蛔之功，所以对虚寒型之蛔虫性腹痛亦有效验，但不宜用饴糖，因蛔得甘则动，以免窜入内脏而难出矣。而小建中芍药与甘草相配，缓解痉挛尤有专长，诚如《类聚方广义》云："小建中汤治里急拘挛急痛；此方治寒饮升降，心腹剧痛而呕，故治疝瘕腹中痛者，又治挟蛔虫者。"两方应用之不同点，于此可见。

2. 本方使用标准中"痛而不可触近"从表面上看，似乎是实证，其实是严重的虚寒证，因为虽有"痛而不可触近"之状，但其痛上下走动而无定处，且其满时增时减，非若实证之满痛，着而不移，其满不减，以腹诊为辨，则虚实自明。

十六、黄芪桂枝五物汤

《金匮要略》

组成 黄芪15克（3两），桂枝9克（3两），芍药9克（3两），生姜18克（6两），大枣12枚（12枚，擘）。

用法 水煎2次，分服。

使用标准 肌肤麻木不仁，脉微而涩。

医案 高××，男，49岁，工人。患者两手指及右下肢麻木刺痛怕冷，已2年之久。每遇阴冷加重，少事活动反觉舒服，但过劳则麻更重。曾经西医按末梢神经炎，用维生素等药治疗不效。病人面色不华，肌肤肢体无异常变化，脉沉弦细而涩，舌质淡红，苔白滑，舌下络脉淡紫略粗。按此证系阳气不足，气虚血滞，营卫不和之血痹证，宗《金匮》法，拟以益气活瘀、调和营卫之黄芪桂枝五物汤加味。

黄芪50克、赤芍15克、王不留行15克、生姜15克、大枣5枚，水煎服。

服10剂，病情好转，不怕冷，又照上方加减服20剂，刺痛消失，麻木大减，仅在寒冷时尚感不适，嘱其照上方加当归50克，配丸药服之以善其后。（《金匮要略选读》）

按语 血痹的症状，主要是以局部肌肉麻木为特征，如受邪较重，有酸痛感，“如风痹状”。但血痹与风痹症状有一定的区别，前者以麻为主，后者则以疼痛为主。

十七、桂枝新加汤

《伤寒论》

组成 桂枝 9 克（3 两，去皮），芍药 12 克（4 两），甘草 6 克（2 两，炙），人参 9 克（3 两，或用党参 15 克），大枣 12 枚（12 枚，擘），生姜 12 克（4 两）。

用法 水煎 2 次，分服。

使用标准 身疼痛，脉沉迟。

医案 杨 ××，女，35 岁，教师。产后 1 月因洗衣服而受凉，随感两手指疼痛不舒，临床所见，两手指疼痛，不红不肿，大便干燥，两日一行，舌淡苔白，脉沉迟。疏桂枝新加汤合增液汤，方药如下：

桂枝 9 克、白芍 12 克、生姜 12 克、大枣 12 枚、党参 15 克、玄参 30 克、生地 24 克、麦冬 24 克。

服药 3 剂，两手指疼痛消失，大便燥结亦除。（《中医通讯》，第二期第 45 页）

按语 刘渡舟教授云：产后气血双虚而身痛不可耐者，用此方多效。此话可谓明见，余用此方治疗妇女产后身痛 10 例，皆获痊愈，上面所附医案，便是佐证。

十八、麻黄汤

《伤寒论》

组成 麻黄9克（3两，去皮），桂枝6克（2两，去皮），甘草3克（1两，炙），杏仁9克（70个，去皮尖）。

用法 先煎麻黄，去上沫，再入其他药物同煎2次，分服。服后覆盖衣被，以漐漐汗出为佳。若汗出邪解，不可再服，如未得汗可酌情续用。服药期间禁食生冷、油腻等物。

使用标准 恶寒发热，头痛身痛，无汗而喘，脉浮紧。

禁忌证 1. 本方为辛温解表之剂，只宜于风寒表实证，风寒表虚证应忌用，即通常所说的“有汗不得用麻黄，无汗不得用桂枝”，至于温病表证更须禁用，否则会招致化燥伤津的变局。

2. 本方发汗力强，因“汗血同源”，所以对衄家、亡血家、疮家、汗家以及咽喉干燥者应禁用，以免重伤津液。

按语 1. 临证中若具备麻黄汤的使用标准而服此汤间有汗出不解者，非因汗出未透，实因余热未清也。佐以知母9克于发表之中，兼寓清热之意，自无汗后不解之虞。此即麻黄加知母汤，乃屡经试验，而确知其然，非敢于经方轻为加减也。（《医学衷中参西录》）

2. 若平素身体羸弱而患此证者，脉浮紧，重按无力，或脉甚微细，可于此方中加黄芪 15~30 克以助之出汗，此即麻黄加黄芪汤。

3. 本方因禁忌证所限，对于临证中具备其使用标准而又有其他兼证者，不得不加减使用，而使之丝丝入扣，故悉遵变通麻黄汤（方名自拟），详列如下：

（1）若兼有咽喉疼痛者，宜将方中桂枝减半，加天花粉 18 克、射干 9 克；若其喉痛且肿者，麻黄亦宜减半，去桂枝再加生蒲黄 9 克以消其肿，然如此加减，凉药重而表药轻；若服后过半点钟不出汗时，宜服阿司匹林 0.5 克以助其汗，若服后汗仍不出时，宜再服阿司匹林，以汗出为目的；若能遍体皆微见汗，则咽喉疼肿皆愈矣。

（2）若其人素有肺结核者，宜于原方中加生怀山药、天门冬各 24 克。

（3）若其人素有吐血病者，虽时已愈，仍宜去桂枝以防风 6 克代之，再加生杭芍 9 克。

4. 若具备麻黄的使用标准而身烦疼、苔白微腻者，可于本方中加白术 12 克，此即麻黄加术汤（《金匮要略》）。麻黄汤为发汗之峻剂，而麻黄加术汤是微发其汗的代表方剂，用于风湿初期而有麻黄证者，其奥妙何在呢？喻嘉言云：“麻黄得术，则虽发汗不至多汗，而术得麻黄，并可行表里之湿。”此药对实有相辅相成之妙，其中麻黄与白术之剂量比为 3 ∶ 4，若唯治表湿，近代多改用苍术，疗效更佳。

5. 麻黄必须先煎去上沫，否则有令人心烦的副作用。

张锡纯曰："麻黄发汗，力甚猛烈，先煎去浮沫，因其沫中含有发表之猛力，去之所以缓麻黄发表之性也。"若感邪不重或老年患者，可将麻黄改为炙用。

6. 麻黄汤虽为发汗之峻剂，但因体质差异、职业不同，加之居住环境不同，有的人虽服大剂麻黄汤，却不见有汗出和小便增多之现象（见《经方实验录》）。而病情向愈，了解此，临证中就不必迷惘了。

十九、大青龙汤

《伤寒论》《金匮要略》

组成　麻黄18克(6两，去皮)，桂枝6克(2两，去皮)，甘草6克（2两，炙），杏仁9克（40枚，去皮尖），生姜6克（3两），大枣12枚（12枚，擘），石膏45克（如鸡子大小，碎）。

用法　先煎麻黄，去上沫，再入其他药物同煎2次，分服。取得微汗即止，不可过剂，若汗出过多者，温粉粉之（注：温粉系川芎、白芷、藁本等3份，下筛纳粉中，以粉涂于身，或用龙骨、牡蛎等分，其为极细末，以疏绢包裹，周身扑之，其汗自止）。

使用标准　1. 麻黄汤证而兼烦躁者。

2. 发热恶寒，不汗出而烦躁，身不疼，但重，乍有轻时，脉浮缓。

临证中具备其中一条者便可使用。

医案　吕××，男，40岁。患两手臂酸重难举，诊脉时抬手都觉吃力。西医诊为神经炎，注射维生素B无效。其人身体魁梧，而脉来濡缓，舌苔白滑而腻。初诊认为卫虚挟湿，投防己黄芪汤反使病情加重。于是，始悟仲景“饮水流行，归于四肢，当汗出而不汗出”之语，乃疏大青龙汤令发汗，果一剂而瘳。（《伤寒挈要》）

按语 1. 大青龙汤的方后注云："若复服，汗多亡阳，遂虚，恶风，烦躁，不得眠也。"乃为变证，宜用桂枝加龙骨牡蛎汤治之。

2. 昔人对桂枝证、麻黄证、大青龙证，认为是有三纲鼎立，谓桂枝证为风伤卫，麻黄证为寒伤营，大青龙证为风寒两伤营卫。但笔者认为这种做法对临床运用无益，这样一来，只会把大青龙证变为漆黑一团，不知究竟，因此临证中只要具备大青龙汤的使用标准之一者，即可用之，不必过虑。

3. 此方中麻黄与石膏的剂量比为 2∶5，经临床运用，其作用是宣肺利尿，而汗出不多，因此其剂量比应牢记。

二十、桂枝麻黄各半汤

《伤寒论》

组成 桂枝5克（1两16铢，去皮），麻黄3克（1两，去节），芍药3克（1两），生姜3克（1两），甘草3克（1两，炙），大枣4枚（4枚，擘），杏仁5克（24枚，汤浸，去皮尖）。

用法 先煎麻黄，去上沫，再入其他药物同煎2次，分服。

使用标准 日久不解，如疟状，发热恶寒，热多寒少，一日二三度发，无汗，而赤身痒，脉浮而不甚紧。

医案 董××，男，27岁。13岁淋雨后，遍身荨麻疹，2日后自愈，不时频发，诱因不明，阴天发作显著，出疹时奇痒。曾用苯海拉明、溴化钙、考的松等以及中药除湿养血祛风和疏通肌表、针灸皆无效。入院时胸背四肢浮肿，伴大片疹块，两唇及眼睑浮肿，皮色淡白，脉微缓，体温36.6℃。处方：防风、荆芥、桂枝、地肤子、银花、连翘、蝉蜕、红花、僵蚕、苍术、米仁、白鲜皮、生甘草，无效。继用四物消风散、升降散、蝉蜕丸，外用生姜擦并针刺列缺、足三里、内关、外关、血海、阴陵泉、肺俞、曲池以及苯海拉明、考的松穴位封闭，仍时发时止。后改用桂麻各半汤：桂枝6克、麻黄3克、赤芍9克、杏仁6克、甘

草5克、生姜6克、大枣3枚。2剂后即获痊愈，随访半年，未见复发。（《浙江中医杂志》，1965年5月出版）

按语 1. 桂枝和麻黄二方，是仲景治疗太阳表证的主要代表方剂。桂麻各半汤又为我们提供了一种解表方法，它既适用于麻黄汤证却又有桂枝汤证的患者。此类病人临床大多见于表证久延，微邪郁滞，正气已衰，正因为表邪尚郁，就非桂枝汤所能胜任，但病延已久，邪微正衰，又非麻黄汤峻汗所能适应，故合两方为一方，变大剂为小剂，如此组合，解表发汗而不伤正，调和营卫而不留邪，确为一个轻度发汗剂。由此可见，仲景圆机法活，立方遣药之妙，本方对体虚或老年人患伤寒表证亦殊适用。

2. 日人大塚敬节云："荨麻疹而有本方证之目标时选用本方有卓效。"上面的医案即是佐证，临证中可参考使用。

二十一、麻黄杏仁薏苡甘草汤

《金匮要略》

组成 麻黄3～6克（0.5两，去皮，去节，汤泡），甘草3克（1两，炙），杏仁6～9克（10个，去皮尖），薏苡仁15克（0.5两）。

用法 水煎2次，分服，服后出微汗避风。

使用标准 1. 主证：①日晡潮热；③皮肤粗糙；③头皮多。

2. ①四肢疼痛、僵硬、麻痹、肩痛；②口唇焦干，患处干燥。

3. 腹诊：腹力中等，腹部有力。

4. 舌干湿适中，苔白，脉弦稍紧。

若具备上述四条可用之；若具备1. ①，2. ①及3、4；或具备1. ②或③，2. ②及3、4也可用。（《国外医学·中医中药分册》，1988年4期）

按语 若具备1. ①，2. ①及3、4条而热象较显著者，可于方中加忍冬藤、桑枝、晚蚕沙等清热通络。至于本方治疣，乃古方新用，方中以苡仁为其主要作用，陆氏《金匮要略新释》对此有详细论述，可资参考。又日人用此方治疗干燥性脚气及主妇湿疹（中医称鹅掌风），指出苡仁润燥甚佳，又能软化皮肤之僵硬，临证中可考虑选用。

二十二、麻黄杏仁甘草石膏汤

《伤寒论》

组成 麻黄12克（4两，去节），杏仁9克（50个，去皮尖），甘草6克（2两，炙），石膏24克（0.5两，碎，绵裹）。

用法 先煎麻黄，去上沫，再入其他药物同煎2次，分服。

使用标准 发热，喘息，有汗或无汗，苔黄、脉数。

按语 1.若汗出而喘，为热壅于肺，石膏用量可5倍于麻黄，即石膏与麻黄的剂量比为5∶1；若无汗而喘，为热闭于肺，石膏用量可2倍于麻黄，即石膏与麻黄的剂量之比为2∶1。正如盛心如所说："按仲师大论，于发汗后不可更行桂枝汤，汗出而喘，无大热者，麻杏甘石汤主治。柯韵伯于此谓'无汗而喘，大热'。盖汗出而喘者，热壅于肺也；无汗而喘者，热闭于肺也。壅于肺者，皮毛开，故表无大热。热闭于肺，则皮毛亦闭，故表热甚壮。是以不论有汗无汗，皆以麻杏甘石为主。盖以石膏清其里热，有汗者，得麻黄疏泄，而壅者亦宜；无汗者，得麻黄疏散，而闭者亦开；有杏仁以定喘，甘草以泻火，烦热乌有不解者乎。"

2. 刘渡舟指出此方加羚羊角治麻疹合并肺炎，每有满意效果；若加细茶治气喘、口唇发绀而憋气为甚者，更为理想。方药中治肺炎，常以本方合小陷胸汤，一般服药1～3天热退。伴腹泻合葛根芩连汤，后期以竹叶石膏汤清理余热。

3. 本方与麻黄汤同治身热而喘，但麻黄汤治风寒实喘，本方治风热实喘，寒温不同。

二十三、麻黄连轺赤小豆汤

《伤寒论》

组成 麻黄6克（2两，去节），连轺6克（2两，可用连翘15克代），杏仁9克（40个，去皮尖），赤小豆15克（1斤），大枣12枚（12枚，擘），生梓白皮9克（1升，切，可用桑白皮代），生姜6克（2两，切），甘草6克（2两，炙）。

用法 先煎麻黄，去上沫，再入其他药物同煎2次，分服。

使用标准 1. 身热恶寒无汗，体疼，身目俱黄，肤痒，小便不利，苔薄黄腻，脉浮数。

2. 疥疮在未治愈以前，突然疮枯内敛，发热无汗，咳喘，身面浮肿，小便不利，烦扰不安，甚则神志不清，脉弦硬而数者。

上述2条，但见其中1条，即可使用。

按语 1. 本方治疮毒内攻，浮肿喘满症有卓效。历代方书中治疗这一类病证多选用连翘、赤小豆，如无喘满浮肿等症，麻黄亦可不用。

2. 本方临床多用于治疗急性黄疸型肝炎初期兼有表证者，或黄疸轻症。若表邪已解，但湿热内蕴者，则非本方所宜。又，本方清热利湿作用较弱，对于湿热较甚的黄疸应择用茵陈蒿汤、栀子柏皮汤之类，所以临床需注意此三方的鉴别。尤在泾云："茵陈蒿汤是下热之剂，栀子柏皮汤是清热之剂，麻黄连轺赤小豆汤是散热之剂。"可谓得其要领。

二十四、葛根汤

《伤寒论》《金匮要略》

组成 葛根 12 克（4 两），麻黄 9 克（3 两，去节），桂枝 6 克（2 两，去皮），甘草 6 克（2 两，炙），芍药 9 克（2 两），大枣 12 枚（12 枚，擘），生姜 9 克（3 两，切）。

用法 先煎麻黄、葛根，去白沫，再入其他药物同煎 2 次，分服，覆取微汗，余如桂枝法将息及禁忌。

使用标准 若麻黄汤之使用标准去其喘症而兼见下列两条之一者均可用之。

1. 项背强痛不舒。

2. 痢疾，麻疹初期。

禁忌证 1. 外感风寒表虚证者禁用。

2. 温病初起而见发热重、恶寒轻、口渴、脉浮数，舌边尖红者忌用或加减用之。

3. 痉病汗出恶风者禁用。

医案 唐 × ×，女，35 岁，教师。患“痢疾”2 天，由其夫陪同前来诊治。刻症：发热恶寒，无汗，头痛，肩背疼痛，腹痛，里急后重，腹泻，脓血便，日四五行，舌淡苔薄，脉浮紧。辨证：乃外感风寒内挟痢疾，治宜逆流挽舟，宗葛根汤原方。因其夫略通医道，见所开之方，疑惑不解，曰：“该方中无一味治痢疾之药，何以痊病之疾，又大多是辛温解表诸药，又何以尽病之变。”答曰：“中医治病，重在辨证，若只是头疼医头，脚疼医脚，乃下工也。是方虽唯解表，但表证一去，痢疾也可速愈。”其犹未敢自信，劝其服，后果如所然，其夫疑为神。

按语 1. 本方所治乃风寒表实证兼项背强几几，不用麻黄汤加葛根，其意何在？问之对也。麻黄汤为发汗之峻剂，恐过汗更伤其阴，筋脉愈失所养而项背强痛不舒难愈，故用桂枝汤加麻黄葛根，既可治无汗之表实，又不致过汗伤阴，则诸症向愈。故笔者所列之使用标准，意在引起同道注意，方可详看下文，其苦心于斯可见，倘能正确运用，则吾事毕矣。

3. 本证与桂枝加葛根汤证，均有项背强痛不舒，均用桂枝汤加葛根。不同的是，前者自汗，属表虚而兼经输不利，故不用麻黄，本证无汗，属表实而兼经输不利，故用麻黄以发其汗。由是观之，其汗出与否，是鉴别此二方的重点所在。

二十五、葛根芩连汤

《伤寒论》

组成 葛根15克（0.5斤），甘草6克（2两，炙），黄芩9克（3两），黄连9克（3两）。

用法 水煎2次，分服。

使用标准 1. 身热下利，舌红苔黄，脉数。

2. 头痛发热，喘而汗出，心烦口渴。

具备以上两条，或只具备第1条也可用。

禁忌证 如下利而不发热，粪便清稀，舌淡，脉沉迟，病属虚寒者当禁用。若有实积下利，亦非本方所宜。

按语 阳明病之有葛根芩连汤，犹太阳之有大青龙，少阳之有小柴胡。太阳以麻桂解表、石膏清里；少阳以柴胡解表，黄芩清里；阳明以葛根解表，芩连清里，芩连之苦不独可升可降，且含以坚之之义，坚毛窍可以止汗，坚肠胃可以止利，所以此汤又治下利不止之症。故凡属阳明病之里热腹泻症，风火上炎之目赤症，均可用以施治。

二十六、越婢汤

《金匮要略》

组成　麻黄18克（6两），石膏24克（0.5斤），甘草6克（2两），生姜9克（3两），大枣15枚（15枚）。

用法　先煎麻黄，去上沫，再入其他药物同煎2次，分服。

使用标准　一身悉肿，汗出恶风，脉浮不渴，无大热。

医案　陆姓，男，年方8岁，平素体质好，数日前春日野游回家后，始则目窠微肿，家长未在意。不二日，浮肿遍及全身，阴囊亦肿大如悬壶，伴有发热咳嗽，乃住院诊断为急性肾炎。用抗生素治疗2日不效，因家长求愈心切，乃邀中医会诊。察其全身水肿，身热不盛，但有汗不退，且恶风，口渴，小便不利，脉浮，苔薄白，辨证为风水，用越婢汤加味：麻黄6克、生石膏30克、甘草3克、生姜2片、大枣5枚、紫背浮萍9克、鲜白茅根30克、鲜车前草30克，服2剂，热退肿渐消，继用原方3剂，肿消，尿检正常，出院。（《经方应用》）

按语　1.越婢汤是仲景治疗"风水"证的代表方。其临床表现，肿势每从头面开始，迅即蔓延全身。因其病变在肺及肌表，故常兼有"骨节痛，恶风，自汗出，脉浮"等症状，颇似急性肾炎一类疾患。近世治疗急性肾炎浮肿而兼表证者，常采用本方随证加减，每获良效。

2. 本方麻黄 6 两，殊非偶然，读《伤寒论》可知，用麻黄 6 两的也只有大青龙汤一方。麻黄其性苦、辛、温，入肺、膀胱经，功为发汗、平喘、利尿，可谓集“开鬼门、洁净府”为一身，对风水一证尤为适宜。观近代方书载此方，麻黄多用 6 ～ 9 克、石膏 25 ～ 30 克取其宣肺利尿之功，乃用之对半，而此方麻黄与石膏之比当以 3 ： 4 为佳，故在此赘言。若浮肿不甚、自汗、小便不利、口渴，可予方中加白术 24 克，此即越婢加术汤。

3. 湿疹按其发病缓急可分为急性湿疹、慢性湿疹；按其发病部位又可分为局限性湿疹、泛发性湿疹。笔者常以本方、桃红四物汤、四妙丸等方加味治之，迅收特效，故加以整理，公诸同道。

急性期：（1）湿疹以上半身为著者，常宗湿疹Ⅰ号方。若服后汗多，或病之初起而见汗出者，加白术 24 克。方药如下：

麻黄 18 克、石膏 24 克、生姜 9 克、甘草 6 克、大枣 15 枚、桃仁 12 克、红花 12 克（另包）、当归 12 克、生地 12 克、川芎 6 克、赤芍 12 克、枳壳 15 ～ 20 克、苦参 15 克、地肤子 15 克、白鲜皮 15 克。

注：此方乃成人剂量，若平素体弱或儿童可按比例酌情减量。

（2）湿疹以下半身为著者，常宗湿疹Ⅱ号方。若湿疹并发有水疱者加六一散（滑石 30 ～ 60 克、甘草 5 ～ 10

克），若心经热盛移热小肠而见小溲赤涩刺痛者，加木通6克、甘草6克、淡竹叶12克，即导赤散。方药如下：

苍术12克、黄柏9克、川牛膝15克、苡仁30克、桃仁12克、红花12克（另包）、赤芍9克、川芎6克、当归12克、生地12克、枳壳15～20克、苦参15克、地肤子15克、白鲜皮15克。

注：其体弱或儿童可按比例酌情减量。

（3）泛发性湿疹，常宗湿疹Ⅲ号方，即湿疹Ⅰ、Ⅱ号方之合方，剂量按病情之轻重，酌情减量，以中病为是。

慢性期：（1）若为血虚风燥型者，常宗四物消风饮（《医宗金鉴》）。

（2）若为脾虚型，方用胃苓汤合枳术丸或参苓白术散加减等。

按：上述诸方中多重用枳壳15～20克，湖北著名医家张梦侬云：枳壳辛能发散，苦能燥湿，凉能清血热，集理气、除湿、止痒为一身，故用之屡效，临证中可供参考。

二十七、小青龙汤

《伤寒论》《金匮要略》

组成 麻黄3～9克（3两，去皮），芍药9克（3两），细辛3克（3两），干姜3～8克（3两），甘草3~3克（3两，炙），桂枝3～6克（3两，去皮），五味子3～6克（0.5斤），半夏9克（0.5斤，洗）。

用法 先煎麻黄，去上沫，再入其他药物同煎2次，分服。

使用标准 1.头痛，发热恶寒，无汗，脉浮紧。

2.咳喘气逆，甚则倚息不得卧，痰稀白呈泡沫状，鼻涕过多如清水样，心下部有振水者。

3.四肢浮肿重痛，不出汗者。

临证中若具备1、2条或只具备第2条，或具备2、3条均可用。

禁忌证 1.外感风热，痰热内蕴而见咳嗽气急、痰稠黄、发热口渴、苔黄、脉数者忌用。

2.脾阳不足，肾阳式微的停饮，为咳、为喘，以及虚证咳喘，亦非本方所宜。

医案 门人高××曾治一外感痰喘，其喘剧脉虚，医皆谓为不治。高××投以小青龙汤，去麻黄，加杏仁，又加生石膏1两，野台参5钱，1剂而喘定。恐其反复，又继投以从龙汤，亦加人参与生石膏，其病霍然顿愈。

又：子 × × 治曲姓叟，年 60 余，外感痰喘，10 余日不能卧。医者投以小青龙汤 2 剂，病益加剧（脉有热而不敢多加生石膏者其病必加剧）。× × 视之，其脉搏一息六至，上焦烦躁，舌上白苔满布，每日大便 2 ~ 3 次，然非滑泻。审证论脉，似难挽回。而 × × 仍投以小青龙汤，去麻黄，加杏仁，又加野台参 3 钱，生龙骨、生牡蛎各 5 钱，生石膏 1.5 两。1 剂病愈强半，又服 1 剂痊愈。

按：前案但加补气之药于小青龙汤中，后案并加敛气之药于小青龙汤中，似近于少年鲁莽，而皆能挽回至险之证，亦可为用小青龙汤者多一变通之法矣。（《医学衷中参西录》）

按语 1. 治外感痰喘，服小青龙汤，病未痊愈，或愈而复发者，应即服从龙汤以收十全之功。方药如下：龙骨 1 两（不用煅捣）、牡蛎 1 两（不用煅捣）、生杭芍 5 钱、清半夏 4 钱、苏子 4 钱（炒捣）、牛蒡子 3 钱（炒捣），热者，酌加生石膏数钱或 1 两。若遇脉象虚者，用小青龙汤及从龙汤时，皆宜加参，又宜酌加天冬，以调解参性之热，然如此佐以人参、天冬，仍有不足恃之时，可用生山萸肉 3 两，急煎数沸服下，此即回生山茱萸汤。（《医学衷中参西录》）

2. 王文鼎曰："小青龙汤用时须根据病情注重配伍，方中姜、辛、味三药一般等量用之，注意调节升降开合的适宜。方中麻黄的运用亦有分寸，初病表实用麻黄，次用麻黄绒（麻黄捣烂去粉末留用）；后期而汗出用麻黄根，剂量可用 30 克。初期桂枝、白芍宜等量，病久渐虚须白芍倍桂枝，仿建中意在收敛。”又曰：“小青龙汤治风寒外束，寒饮内停，如寒热兼挟，口干思饮，饮不多者加石膏，喘甚加杏仁，咽痛加山豆根。”

3. 李兰舫曰：“肺寒饮偏重，则干姜之量倍于五味子（南五味子），肺虚久咳，则五味子（北五味子）之量需酌情加重，甚则倍于干姜，肺虚用蜜炙干姜。对高年咳喘之人，用五味子时常用沉香数分同杵，以取酸收之中略带流走之性，无留邪滞中之弊。”

二十八、射干麻黄汤

《金匮要略》

组成 射干6克（13枚，一法3两），麻黄4.5～9克（4两），细辛2.5～3克（3两），半夏9克（大者8枚，洗，一法0.5斤），紫菀9克（3两），款冬花9克（3两），五味子6克（0.5斤），生姜3片（4两），大枣3枚（7枚）。

用法 先煎麻黄，去上沫，再入其他药物同煎2次，分服。

使用标准 1.痰多，咳重，胸闷，不渴。

2.脉或弦或滑或濡，苔白腻或滑。

3.喉中有水鸡声，不得卧，卧则喘甚。

临证运用时，前两条尤所必具。

按语 本方在运用时除加杏仁、川贝外，如痰多不利加蒌皮，胸腹胀加厚朴、莱菔子，气逆呕吐加赭石，小便不利加茯苓、泽泻，对解除病人痰多咳重、胸闷之痛苦，确有良效。

二十九、五苓散

《伤寒论》《金匮要略》

组成 猪苓9克（18铢，去皮），泽泻12克（1两6铢），白术9克（18铢），茯苓15克（18铢），桂枝4克（0.5两，去皮）。

用法 原书为散剂。现多采用汤剂，水煎2次，分服。

使用标准 1. 外有表证，内停水湿、头痛发热，烦渴欲饮，或水入即吐，胃肠中有振水音者，小便不利，舌苔白，脉浮。

2. 水湿内停。水肿，泄泻，小便不利，以及霍乱吐泻等症。

3. 痰饮。脐下动悸，吐涎沫而头眩，或短气而咳者。

上述3条，临证只具其一便可用之。

禁忌证 津液损伤，阴血亏损之人作渴而小便不利者忌用，以防重劫其阴。

按语 1. 五苓散临床多用，从该方使用标准中便可窥见一斑，兹引《五苓散治疗腹泻引起的脱水症临床疗效观察》（《云南中医杂志》，1987年5期）一文，仅供临床参考。本组患者347例，其中轻度脱水273例、中度72例、重度2例，病程＜1～12天。随机分为3组。①五苓散组116例：按《伤寒论》用药分量比例配方、研末，成人每次服 6 克；儿童＜ 1 岁服 1.2 克，＞ 1 ～ 3 岁服 1.5 克，＞ 3 ～ 7 岁服 2 克，＞ 7 ～ 14 岁服 3 克。均日服 3 次。②对照 1 组 116 例：口服复方新诺明和补液盐。③对照 2 组 115 例：口服复方新诺明和胃蛋白酶。结果：依次有效分别为 111 例、101 例、81 例，失败 5 例、15 例、34 例；3 组平均治愈时间为 3.9 天、4.9 天、5 天。以五苓散组止泻及纠正脱水时间最短，疗效优于对照组（P ＜ 0.05，P ＜ 0.01）。

2. 按上方剂量利尿效果最佳，各药等量则利尿效果明显减弱，临床须注意。

三十、猪苓汤

《伤寒论》《金匮要略》

组成 猪苓（去皮）、茯苓、泽泻、阿胶、滑石（碎）各9克（1两）。

用法 先煎4味，去滓，纳阿胶烊化，分服。

使用标准 口渴欲饮，小便不利，溺管涩痛或小便中挟有脓血，少腹胀满，心烦不得眠，脉浮发热者。

按语 1. 方函口诀云："此方为下焦蓄热，利尿之专剂。若邪在上焦，或有表热者，为五苓散证。凡利尿之品皆主泌别津液，故二方俱能治下利，但其病位有异耳。此方专主下焦，故治淋病或尿血。其他水肿之属实者及下部有水气而呼吸如常者，用之皆能奏功。"和田东郭在《导水琐言》云："满身洪肿，虽力按之，放手即肿起如故，其肿如是之甚，仍不碍其呼吸，气息如常者，是猪苓汤证也。又一种，肿势如前，虽腰以下满肿，而肩臂胸背绝不肿，呼吸如常者，亦可用猪苓汤。"日本医生更具体指出本方治淋病脓血，加车前子、大黄更治尿血之重症。从脏器分之，五苓散证病在肾，虽小便不利，而少腹不满，绝不见脓血；猪苓汤证，病在膀胱尿道，其小腹必满，又多带脓。所论精辟，当仔细玩味。

2. 朱克俭用猪苓加味汤治疗肾积水30例，此摘录如下，供临床参考。本组患者均予猪苓（去皮）、茯苓、泽泻、滑石（布包）、阿胶（另包烊化）各 9 克，续断 12 克，怀牛膝 18 克，金钱草（布包）、车前子各 15 克（布包），甘草 6 克。水煎，日 1 剂。腰痛甚加元胡；气虚加党参、黄芪；小便混浊而无排尿涩痛去金钱草加川萆薢。结果：痊愈 26 例，多于服药 21 ~ 28 剂后肾积水消失；有效 4 例。随访 60 天，痊愈者均未复发。(《河北中医》，1987 年 5 期）

三十一、苓桂术甘汤

《伤寒论》《金匮要略》

组成 茯苓12克（4两），桂枝9克（3两，去皮），白术9克（3两），甘草6克（2两，炙）。

用法 水煎2次，分服。

使用标准 1. 心下逆满，气上冲胸，起则头眩，心悸气短，小便不利，脉沉紧。

2. 头昏眼花，不耐久视，久视则昏暗不清晰，或生云翳或赤痛多泪，心下悸，脉弦。

临证中只需具备其中之一者，即可使用。

按语 1.《类聚方广义》云："苓桂术甘汤治饮家眼目生云翳，昏暗疼痛，上冲头眩，睑肿，眵泪多者，加芣苡（车前子），尤有奇效。"又云"治雀目证，亦有奇效"。临证中可供参考。

2. 张海峰指出，在具体运用本方时，第一要分清"阳虚"和"饮邪"哪个方面偏重，中脘恶寒或背心恶寒均属"饮"的特征，再则弦脉主饮，故"饮证"其脉多弦，具此症者，可用本方；第二，如有少气懒言，中气不足之证者，可于方中加入党参、黄芪各9～15克；第三，苓桂术甘汤原方中的"桂"仍指桂枝，有时可改用"肉桂"，其温阳功能效果更好；第四，如不仅中脘恶寒或其他局部恶寒，而全身均感恶寒者，属“阳虚”，可于方中加入制附片 9 ~ 15 克先煎。以上论述，可谓辨证之眼目，故特此录之。

三十二、泽泻汤

《金匮要略》

组成　泽泻30克（5两），白术12克（2两）。

用法　水煎2次，分服。

使用标准　头晕目眩，甚则视物旋转，恶心呕吐，或小便不利，舌苔厚腻，脉弦滑。

按语　1.《类聚方广义》云："支饮冒眩证，其剧者，昏昏摇摇，如居暗室，如坐舟中，如步雾里，如升空中，居屋床褥，回转如走，虽瞑目敛神，亦复然，非此方不能治。"其叙述颇详，有助于辨证，故录之。

2. 本方临床多用，兹列举3例仅供参考。

（1）泽泻柴胡汤（方名自拟）治疗化脓性中耳炎35例。本组病程＜3月者5例，其余＞3月。基本方：白术50克、泽泻30克、柴胡15克。肺虚湿盛者加薏苡50克，肝脾湿热者加胆草20克，脾气虚弱者加黄芪50克。水煎服，每日或2日1剂。服药期间停用其他中西药（包括外用药），忌食辛辣香燥及过于油腻食物。结果痊愈29例，好转6例（均为慢性患者）。（《成都中医学院学报》，1988年11卷11期）

（2）泽泻降脂汤（方名自拟）治疗高脂血症30例。本组30例中胆固醇（TCh）高者4例，甘油三酯（TG）高者9例，二项皆高者17例。中医辨证分型：痰湿型24例，痰瘀型5例，气阴两虚型1例。药物：泽泻30克、炒白术15克、制首乌30克、决明子30克、生大黄6克，水煎，每日1剂，日3服，连服一个半月为一疗程，治疗期间停用其他降脂药物。疗效标准：以治疗后TCh下降30mg%（0.8mmol/L）以上，TG下降25mg%（0.28mmol/L）以上作为有效标准。结果：TCh高者21例，有效18例，平均下降值50.13mg%（1.3mmol/L）。TG高者26例，有效21例，平均下降值49.21mg%（0.56mmol/L）。与治疗前相比有显著性差异（$P < 0.05$）。（《中医药研究》，1988年4期）

（3）已故著名医家赵锡武治内耳眩晕病，每以泽泻汤、苓桂术甘汤化裁加减，法宗温阳利水，使水气循流，则眩自愈。方药如下：生龙牡各18克、桂枝9克、白术12克、甘草9克、半夏12克、生姜9克、云茯苓18克、橘皮12克、泽泻18克，此即泽泻苓桂术甘汤（方名自拟）。（《赵锡武医疗经验》）

三十三、十枣汤

《伤寒论》《金匮要略》

组成 大枣10枚，芫花（熬）、甘遂、大戟各等分。

用法 芫花、甘遂、大戟研末，每次0.6～1.5克，于清晨空腹时以大枣煎汤调服，不下者，可于次晨再服。得快下利后，糜粥自养。

使用标准 1.心下痞硬胀满，咳唾胸胁引痛，干呕短气，头痛目眩，微出汗，或胸背掣痛不得息，舌苔滑，脉沉弦有力。

2.水肿腹胀，属于实证者。

二者只具其一，即可使用本方。

按语 1.《江苏中医》1958年7期介绍用十枣汤治疗胸腔积液，只能排除积液，是一种对症疗法，相当于西医的穿刺疗法。但比穿刺疗法更具有迅速、经济、简便的优点，尤其是积液排净后，重复出现较少。正因为是一种对症疗法，临床还需要根据病因及基本病变，配合其他特殊疗法，如抗结核、消炎等。另外用此方法治疗胸膜积液时应注意以下几个问题：①大戟、甘遂、芫花最好临时用生药研末服用，效力最强。②服后的药性作用：大约相隔1小时左右，先感觉上脘不舒服，轻度眩晕和略有泛恶，既而腹中鸣响攻痛，痛势渐向下移，最后大便泻下稀水，一般5～6

次，最多 8 ~ 9 次不等。若仅有 1 ~ 2 次，应为剂量太小，未得预期疗效，次日可稍增剂量，再服 1 次，泻下的同时，还可能通身微汗，但有些病例服药有剧烈呕吐的副作用。③服药时间，宜于早晨空腹服，不宜食后。④三味等分为末，每味各用三分，体弱者各用二分。⑤对脓胸、干性胸膜炎大致无效。

2. 胃酸过多症：有人采用十枣汤治疗胃酸过多症 14 例，全部治愈，无一例复发。处方及服法：大戟、芫花、甘遂各 0.45 克（均研末），大枣 10 枚。先将大枣煎汤两碗，早晨空腹服一碗，俟 1 小时后，再将上列药末投入另一碗的枣汤内服下。在未泻前先感到胸中呕恶，腹内嘈杂，将近 2 时即开始下泻，2 ~ 3 次止，泻止后自觉疲倦，再用大枣煎粥食之。或用六君去甘加枣汤（方名自拟）：党参 9 克、白术 9 克、茯苓 9 克、橘红 4.5、半夏 6 克、大枣 10 枚，水煎服。如李 ××，男，27 岁，于 2 年前劳动喝冷水后得胃痛病，经常胃疼，多呕吐酸水，胃部胀满，经服十枣汤 2 剂后，胃酸锐减，且服1剂，胃酸消失，但有轻微下泄，胸中觉热，给服红枣粥 2 次泻止，并用六君去甘加枣汤 3 剂调理善后，随访未发。（《中医药文摘汇编》，江西中医学院编）

三十四、葶苈大枣泻肺汤

《金匮要略》

组成 葶苈9克（熬令呈黄色，捣丸如弹子大），大枣12枚。

用法 先煎枣，取液去枣，入葶苈再煎，顿服。

使用标准 咳嗽喘息不得平卧，胸胁胀满，或兼面浮肿，苔白腻，脉滑数或弦滑。

医案 邑，郑××，年五十许。感冒风寒，痰喘甚剧，服表散、清火、理痰之药皆不效，留连20余日，渐近垂危。其甥刘××，从愚读书，与言医学，颇能记忆。闻其舅病革，往省之，既至，则衣冠竟属纩矣。刘用葶苈（4钱生者布包），大枣（5枚擘开）汤，加五味子2钱，煎汤灌之，豁然顿醒，继服从龙汤1剂痊愈。盖此证乃顽痰郁塞肺之窍络，非葶苈大枣汤，不能泻之。且喘久则元气必虚，加五味子2钱以收敛元气，并可借葶苈下行之力，以纳气归肾也。（《医学衷中参西录》）

按语 本方药简力专，只要对证投之，效果甚佳，为增强疗效，照顾全面，临床常配合其他方药应用，如痰饮咳喘，常与小青龙汤合用，收效甚著。又葶苈子具有强心甙作用的特点，有显著的利尿作用，故在治疗急性充血性心力衰竭时多为选用，临证中可参考用之。

三十五、木防己汤

《金匮要略》

组成 木防己9克（4两），石膏30克（12枚，鸡子大），桂枝6克（2两），人参9克（或党参12～15克代）。

用法 水煎2次，分服。

使用标准 1.喘满烦躁，面色黧黑，脉沉紧。

2.腹诊：心窝到中脘，坚满充实，以手按之有压痛和抵抗感。上由胸骨剑突起，下至中脘，呈现菱形的抵抗压痛带，痛点极为敏感。

具备上述两条即可用。

按语 1.本方证的腹诊，除有上腹部的症状外，下腹部也充实饱满有力，这一点很重要。若上腹部有上述症状，而下腹部柔软无力，则为虚证，即茯苓杏仁甘草汤的腹证。上述两方证的区别，除了腹证不同外，其鉴别要点还在于，木防己汤证有口渴，而茯苓杏仁甘草汤证则无。二者在脉象方面也有虚实的不同。

2.若服木防己汤，而腹证仍在，无口渴，但小便不利的程度却比原来更加严重，应于原方中去石膏之辛凉，加茯苓以导水下行、芒硝以软坚散结，即木防己去石膏加茯苓芒硝汤。介于木防己汤和茯苓杏仁甘草汤二者之间的腹证，宜用加减木防己汤治疗，即木防己汤加桑白皮、苏叶、生姜。总之，以心下痞坚为主证的木防己汤，木防己去石膏加茯苓芒硝汤，加减木防己汤和茯苓杏仁甘草汤等方剂，对于心脏瓣膜病有显著疗效，尤其对于心源性哮喘和支气管哮喘以及肾病综合征有好效果。（《国外医学·中医中药分册》，1987 年 3 期）

3. 木防己汤是仲景治疗痰饮结实的一首方剂，但后世医家很重视本方治疗热痹的功效。如吴鞠通《温病条辨》在本方的基础上，组成加减木防己汤（防己、桂枝、石膏、杏仁、滑石、通草、苡仁）治暑湿痹，并云："此治痹之祖方也（指木防己汤），风胜则行，行者加桂枝、桑叶；湿胜则肿，肿者加滑石、萆薢、苍术；寒胜则痛，痛者加防己、桂枝、姜黄、海桐皮；面赤口涎自出者，重加石膏、知母；绝无汗者加羌活、苍术；汗多者加黄芪、炙甘草；兼痰饮者加半夏、厚朴、陈皮。"临床可试用之。

三十六、己椒苈黄丸

《金匮要略》

组成 防己、椒目、葶苈（熬）、大黄各等分（各1两）。

用法 上4味共研细末，蜜丸如梧子大，先服1丸，日3服，酌情渐增。

使用标准 1. 腹满肿胀，肠鸣辘辘，二便不利，口干舌燥。

2. 喘咳胀闷，舌苔黄腻或厚腻，脉沉弦有力。

临证中有一条便是，不必悉具。

医案 朱×，男，25岁。春间患风寒咳嗽，寝至全身浮肿，医用开鬼门法，浮肿全消，但咳嗽仍紧，腹感满胀，又用六君子汤加姜、辛、味温肺健脾，咳得减而腹更胀大，行动则气促，易医亦认为气虚，疏实脾饮，服后胀不减，胸亦甚觉痞满。经治10余日无效，迁延半年，腹大如鼓。吾夏月治其邻人某之病，因来复诊，按脉沉实，面目浮肿，口舌干燥，却不渴，腹大如瓮，有时鸣声胀满，延及膻中，小便黄短，大便燥结，数日一行，起居饮食尚好，殊无羸状。如果属虚服前药当效，而反增剧者，其为实也明甚。审病起源风寒，太阳之表邪未尽，水气留滞，不能由肺外散，反而逐渐深入中焦，与太阴之湿混合为一，并走肠间，辘辘有声，而三焦决渎无权，不从膀胱气化而外溢，积蓄胃肠而成水臌，当趁其体质未虚，乘时而攻去之。依《金匮》法，处防己椒目葶苈大黄丸（改汤），此以防己、椒目行水，葶苈泻肺，大黄清肠胃积热，可收快利之效。药后水泻数次，腹胀得减。再2剂，下利尤甚，腹又逐消，小便尚不长，用扶脾利水滋阴之法，改茯苓导水汤配服六味地黄丸，旬日而瘥。（《治验回忆录》）

按语　《金匮要略》云："腹满，口舌干燥，此肠间有水气，己椒苈黄丸主之。"日人浅田氏注曰："因肠间有留饮而变水肿者，此方有效。四肢虽或浮肿，仍以腹满为主。"可见腹满（甚则臌胀）是本方的主要适应证。陆渊雷氏进一步阐发说："凡全身性水肿，大概由三种原因发病而起，一是由心瓣膜病，其肿起于下肢；二出肾炎，其肿起于头面；三由肝硬变，其肿起于腹部，常先为腹水。此条证候有腹满，方药逐里水，则肝硬变之水肿也……门脉瘀血而引起水肿，先作腹水，故曰肠间有水气。由是言之，此条乃肝硬变初期之证也。"综观上述，本方治肝硬化腹水是不无根据的。近年来亦有这方面的报道，但余以为，肝硬化腹水大多属正虚邪实之证，在治疗上，若一味壅补，则邪滞胀甚；若专事攻下，则正气益伤。所以临床太多采取补泻兼施，或先补后攻，或先攻后补。

三十七、小半夏汤

《金匮要略》

组成　半夏 12 克（1 升），生姜 9 克（0.5 斤）。

用法　水煎 2 次，分服。

使用标准　呕吐，口不渴，心下痞。

按语　1.《金匮要略》云："诸呕吐，谷不得下者，小半夏汤主之。"然呕吐一证原因甚多，临证须辨明不同情形而施治，如气盛上逆加橘皮利气止呕，夹热吞酸加左金丸苦辛通降，胃虚气逆、哕逆不止合旋覆代赭汤补中降逆，中焦虚寒加党参、吴茱萸、丁香温中散寒，湿浊内阻加藿香、佩兰、豆蔻、薏苡仁等芳香化浊，临证当参酌之。

2. 若上述使用标准中再兼头眩、心悸者，可在本方中加茯苓 9 克（3 两），此即小半夏加茯苓汤（《金匮要略》）。姚正平对该方体会很深，指出：对急慢性肾炎、尿毒症患者，有酸中毒呕吐不能进食时，常用半夏、生姜和茯苓以降逆止呕，半夏可用至 30 克，又对其他代谢障碍所致的呕吐（如糖尿病的酸中毒、电解质紊乱等）及神经性呕吐，亦有较好的效果。

3. "病人胸中似喘不喘，似呕不呕，似哕不哕，彻心中愦愦然无奈者，生姜半夏汤主之。"半夏 9 克（0.5 升）、生姜汁 18 克（1 升），此方与小半夏汤均为半夏、生姜所组成。小半夏汤重用半夏，故其治疗以降逆化饮为主，此方重用生姜，故在于散结通气。

4. “干呕，吐逆，吐涎沫，半夏干姜散主之。”半夏、干姜各等分。本方与吴茱萸汤证均有干呕、吐涎沫，但半夏干姜散证仅是中阳不足，寒饮上逆，故将小半夏汤中生姜易干姜，而吴茱萸汤证，则更挟肝浊阴之气循经上冲，所以尚有头痛一证。前方专治在胃，后方肝胃同治，用法有别，其匠心所在，略可窥见一斑。

三十八、大半夏汤

《金匮要略》

组成 半夏15克（2斤，洗完用），人参9克（3两或党参15克代），白蜜1两（1升）。

用法 以水和蜜扬之，入药同煎2次，分服。

使用标准 呕吐，朝食暮吐，暮食朝吐，心下痞硬，精神疲乏，大便干结。

按语 1.本方对现代医学所称的神经性呕吐、贲门痉挛、溃疡病形成的幽门梗阻、胃扭转、胃癌等引的呕吐，凡符合上述标准者，皆有一定的疗效。

2.《金匮》云："食已即吐者，大黄甘草汤主之。"大黄12克（4两）、甘草3克（1两），此方临床多用。如杨素珍在《大黄甘草粉在急性危重病合并胃肠道症状中的运用》指出：本组病例包括急性肾功能衰竭、急性胰腺炎、急性胃炎、流行性乙型脑炎、梅尼埃病及暴发性肺炎等病症患者，均因胃肠实热、胃气上逆发生恶心呕吐，1～20日不等。服大黄粉、甘草粉各1.5～4.5克，每日2～3次。结果：多数患者服药2～6次后呕吐止，少数患者加服调胃承气汤。另外，临证中若遇有怵服汤药，每喝汤药即吐者，把汤药煎好后，可先用大黄1克、甘草1克水煎，小杯慢慢喝下，服后过15～20分钟如不吐，再服原来的汤药即可不吐，已试多人，有效。（焦树德《用药心得十讲》第32页）综观上述可以看出，大半夏汤与大黄甘草汤虽均治呕吐，但有虚寒与实热之不同。大黄甘草汤证是胃肠实热，腑气不通，故以食已即吐为特点，而大半夏汤证，则是胃虚脾伤，不能磨谷，食物留在胃的时间较长，故以朝食暮吐、暮食朝吐为特点。所以两证的治法亦迥然有别。

三十九、橘皮竹茹汤

《金匮要略》

组成 橘皮12克（2斤），竹茹12克（2斤），大枣30枚（30枚），生姜9克（0.5斤），甘草6克（5两），人参3克（1两）。

用法 水煎2次，分服。

使用标准 呃逆或呕吐，兼见虚烦、少气、口干，舌嫩红，脉虚数。

禁忌证 呃逆、呕吐属于虚寒者，非此方所宜。

按语 1. 本方可用于胃虚有热之妊娠呕吐、幽门不完全性梗阻呕吐及腹部手术后呃逆不止等，尚可用于返流性食道炎。如《中医药信息》1988年第5期介绍，对于有明确的症状和经胃镜及病理诊断确诊为返流性食道炎的69例病人，随机分为2组，甲组34例用橘皮竹茹汤（中药组）治疗，乙组35例用胃复安和甲氰米呱（西药组）治疗。方剂组成及给药方法，橘皮竹茹汤：橘皮20克、竹茹20克、大枣5枚、党参15克、甘草10克、生姜15克，水煎，日服2次。西药组：胃复安10毫克，口服，一日服3次，甲氰米胍200毫克，日服4次。疗效评价：分痊愈、好转、无效。结果：①症状缓解情况，中药组对消退口苦咽干、心口烧灼、呃逆等快而明显，半数病人服药1周内口苦咽干、嗳气症状消失，而西药组仅 8.6%。②疗效观察，2 组治愈率无明显差别（$p>0.05$），好转率中药组（32.3%）明显高于西药组（14.3%），无效率中药组（11.8%）明显低于西药组（34.3%）。2 周治疗结束后，对无效者进行药物交换治疗，结果中药无效组改用西药，仅 1 例有效，西药无效组改用中药后 10 例有效。

2. 干呕，哕，若手足厥者，橘皮汤主之。方药：橘皮 12 克（4 两）、生姜 24 克（0.5 斤）。干呕或呃逆，总由气逆不降所致，但其证有寒热虚实之不同，前者属于胃虚有热，后者属胃寒气闭，病机不同，故治法有别。

四十、大黄黄连泻心汤

《伤寒论》《金匮要略》

组成 大黄9克（2两），黄连3克（1两），黄芩9克（1两）。

用法 1.用开水浸渍，绞去滓分服。

2.水煎2次，分服。

使用标准 1.颜面潮红，目赤而涩，急躁不安，兴奋失眠，心下痞闷。

2.各种充血性出血，如吐血、衄血、咯血、牙龈出血、眼底出血、脑出血、结膜出血、子宫出血及皮下出血等。

3.便秘或有便秘倾向者。

4.舌红苔黄，脉数有力。

临证中上述4条不必悉具，若同时具备2条或2条以上者均可用之。

医案 王××，男，20岁，工人。因头痛鼻衄3天前来我院中医科求治。自述3天前因工作问题和领导争吵几次而引起。刻症：头胀痛，以头顶部为甚，头晕，蹲下起来时加重，两眼胀痛，时有脱出之感，昨日鼻衄，不能自止，心烦，舌质红，苔薄而腻，脉弦数。《内经》曰："阳气者，大怒则形气绝，而血菀于上，使人薄厥。"此人虽未达到薄厥之程度，但皆因气血并逆于上，故见头痛头晕，两眼胀痛，时有脱出之感，鼻衄。治疗应急以釜底抽薪，否则杯水车薪，扬汤止沸，必定无济于事而变生他证。唐容川在《血证论》中说过：“心为君火，化生血液，……知血生于火，火主于心，则知泻心即是泻火，泻火即是止血。”遂予本方3剂。

2剂后，病人因未效又来找我，余自恃认证准确，方药对证，且将原方以麻沸汤三升渍之须臾，绞去滓分温再服改为水煎服，意在走胃肠而发挥泻下作用，以起釜底抽薪之意，可谓丝丝入扣，为何不效？想起在临床见习期间，曾追随裴正学老师学习，见其治疗“再生障碍性贫血”出现感染，出血时所表现出的一派内心炽盛、热盛迫血的倾向，血小板最低时2.5万/mm^3 而方宗大黄黄连泻心汤加味，使沉疴顿起。权衡规矩，自觉用药无差，乃详问其因。病人自述，取药时，因缺黄连一味而未注意，听此言，顿开茅塞，嘱病人找黄连90克加入余药中煎汤再服，1剂而病情若失。（《中西医结合研究》，1986年5期）

按语　1.本方是一首泻火泄热的代表方，对于本方的使用标准，《和剂局方》概括说：“三黄丸（即指本方，编者注），治丈夫、妇人三焦积热，上焦有热，攻冲眼目赤肿，头顶肿痛，口舌生疮；中焦有热，心膈烦躁，不美饮食；下焦有热，小便赤涩，大便秘结。五脏俱热，即生痈疖疮痍及治五般痔疾，粪门肿痛，或下鲜血。”可见本方能清泄三焦之热，临床只要辨证准确，掌握“实热”为其特点，应用是极为广泛的。

2.《血证论》云："心为君火，化生血液，是血即火之魄，火即血之魂，火升故血升，火降即血降也。知血生于火，火主于心，则知泻心即是泻火，泻火即是止血。得力大黄一味，逆折而下，兼能破瘀逐陈，使不为患，此味今人多不敢用。不知气逆血升，得此猛降之药，以损阳和阴，真圣药也。且非徒下胃中之气而已；即外而经脉肌肤，凡属气逆于血分之中者，大黄之性，亦无不达。盖其气最盛，凡人身气血凝聚，彼皆能以其药气克而治之，使气之逆者，不敢不顺。今人不敢用，往往留邪为患，惜哉。方名泻心，乃仲景探源之治，能从此悟得血生于心，心即火之义，于血证思过半矣！"此段论述可作为临床中用此方治疗各种出血证的注脚。

3. 本方的煎服法，《伤寒论》用麻沸汤渍之，取其无形之气，不重其有形之味，气味俱薄而不作泻下，临证中若符合1、4之标准者可用之；《金匮要略》三物同煎，顿服之，取其降火止血，意在釜底抽薪，临证中具备上述4条或2、3、4或1、3可宗之。煎法不同，作用有异，学者当于此留心。

四十一、附子泻心汤

《伤寒论》

组成 大黄6克（2两），附子9克（1枚，炮，去皮，破，另煎取汁），黄芩9克（1两），黄连3克（1两）。

用法 将三黄用开水浸渍绞取汁，与别煎之附子汁混合，分服。

使用标准 1.若具备大黄黄连泻心汤使用标准中的1、4条而有汗出恶寒、四肢厥冷者。

2.老人饮食过多，猝然昏倒，心下满，拒按，额上汗出，手足厥冷，脉伏者即食厥。

临证中具备上述任何一条即可。

按语 1.对于本方证的病因病机和治法，尤在泾说："此证邪热有余而正阳不足，设治邪遗正，则恶寒益甚，或补阳而遗热，则痞满愈增。此方寒热补泻，并投互治，诚不得已之苦心，然使无法以制之，鲜不混而无功矣。"上阐释极为精当，值得反复玩味。

2.本方的煎取方法亦颇特殊，寓意甚深。三黄用开水浸泡取汁不必煎煮，其目的是取轻清宣泄之气，以消热痞，附子别煎，是取重浊之味，以补阳气。诚如陈蔚所说："最妙在附子专煎，扶阳欲其熟而性重，三黄汤渍，开痞欲其生而性轻也。"尤在泾对此论述更详，他说："方以麻沸汤浸寒药，别煎附子取汁，合和以服，则寒热异其气，生熟异其性，药虽同行，而功各奏。”足见仲景制方之精，用法之妙，是很值得我们效法的。

四十二、生姜泻心汤、半夏泻心汤、甘草泻心汤

《伤寒论》《金匮要略》

组成　生姜泻心汤：生姜12克（4两，切），甘草9克（3两，炙），人参9克（3两或党参12克代），干姜3克（1两），黄芩9克（3两），半夏9克（0.5升，洗），黄连3克（1两），大枣12枚（12枚，擘）。

半夏泻心汤：半夏9克（0.5升，洗），黄芩、干姜、人参、甘草（炙）各9克（各3两），黄连3克（1两），大枣12枚（12枚擘）。

甘草泻心汤：甘草12克（4两，炙），黄芩9克（3两），干姜9克（3两），半夏9克（0.5升，洗），大枣12枚（12枚，擘），黄连3克（1两），人参9克（3两，或党参12克代）。

用法　均为水煎去滓，取汁再煎，分服。

使用标准　干呕或干噫食臭，心下痞硬满，腹中雷鸣，下利。

说明：若具备上述使用标准，而呕逆较著者，半夏泻心汤主之；干噫食臭较著者，生姜泻心汤主之；涎唾多，咽干而燥，短气而见上症者，甘草泻心汤主之。

按语　1. 此三方所用药物芩、连、干姜、夏、参、草、枣相同，实际上是一个治法的3种加减，故合而论之，意

在言简意明，便于实用。

2. 临证加减，程门雪指出：“简言之，寒可加附子，热可重黄连，虚可加入人参，实可加大黄，兼表可参柴桂，其为用之广，举一例百，一以贯之，妙矣。”可供参考。

3. 关于这三个方剂，有些注家却强调为生姜泻心汤所主属太阳，甘草泻心汤所主属阳明，半夏泻心汤所主属少阳。余以为，此种做法只能是求深反悔，画蛇添足，致使理论与实践脱节，对学者既没有说服力，也无帮助，只能是贻误众人。

四十三、旋覆代赭汤

《伤寒论》

组成 旋覆花9克（3两），人参6克（2两，或党参12克代），生姜9克（5两），代赭石12克（1两），甘草9克（3两，炙），半夏9克（0.5升，洗），大枣12枚（12枚，擘）。

用法 水煎去滓，取汁再煎，分服。

使用标准 心下痞硬，噫气不除，恶心呕吐，吐涎沫，痰黏如胶，大便难，苔黏，脉弦或滑。

禁忌证 1. 胃肠积滞而浊气上逆致呃者忌用。

2. 胃热噫呃亦当忌用或加减用之。

按语 1. 仲景原方中赭石为剂量最小的一味药，是生姜的1/5，旋覆花、甘草的1/3，人参的1/2，临证中有以此为准而获效者，亦有重用代赭石（轻者24克，重者30克或30克以上），其剂量为旋覆花和党参的1倍或1倍以上而获效的，临床中可视其病情而定。

2. 若胃气大虚，可先煎服参草益其胃气安定中州，再进余药，或降其逆，或宣其邪，或涤其饮，则清气自有所归而能升，浊气自有所纳而能降，噫气得以除矣。

四十四、厚朴生姜半夏甘草人参汤

《伤寒论》

组成 厚朴9克（0.5斤，去皮，炙），生姜9克（0.5斤，切），半夏9克（0.5斤，洗），人参3克（1两，或党参9克代），甘草6克（2两，炙）。

用法 水煎2次，分服。

使用标准 颜面萎黄，食欲不振，体乏无力，少气懒言，腹胀，呕恶或大便溏薄。

按语 1.《伤寒论》云："发汗后，腹胀满者，厚朴生姜半夏甘草人参汤主之。"是言发汗过多致伤脾阳，或素来脾虚之人，因汗而脾阳愈虚，以致运化失职，气滞于腹，壅而作满，故将脾阳虚证候群移此作为使用标准是适合的，也便于运用。

2. 腹胀一症，有实有虚。实者腹坚硬，拒按而痛，舌苔黄厚或滑腻，是食积或浊滞，宜小陷胸汤或消导攻下剂。虚者腹虽胀而按之柔软，且喜按压，按之也不痛，即使痛也很轻微，舌无苔或稍有薄白苔，是脾胃机能衰弱，产生气体壅塞于胃中而作胀，投本方，多能迅速取效。

3. 本方为消补兼施之剂，后世的香砂六君子汤、香砂枳术丸之类，均取法于此，并加以发展而成。临证中用于虚中挟实之腹胀满诸症最为对证，若纯实纯虚之证，均非所宜。

四十五、桃核承气汤

《伤寒论》

组成 桃仁12克（50个，去皮夹），大黄9克（4两），桂枝6克（2两，去皮），甘草6克（2两，炙），芒硝6克（2两，冲）。

用法 水煎2次，分服。

使用标准 1. 体质肥胖或壮实。

2. 头痛眩晕，发热面赤，谵语狂乱，吐血。

3. 腹诊：下腹或左下腹有压痛及抵抗。

4. 便秘。

5. 舌质暗或有瘀点瘀斑，脉沉涩或沉实有力。

临证中若同时具备3和4两条，而其他三条中兼见其一者，均可用之。

禁忌证 1. 表证不解，当先解表，忌用活血化瘀，此即先表后里法。

2. 孕妇及有出血史者忌用或慎用，但因瘀血不去而反复出血者不在此例。

按语 1. 临证中若具备桃核承气汤的使用标准而无便秘者，可用桂枝茯苓丸。

2. 若具备桃核承气汤的使用标准而兼见夜热昼凉者可将该方中桂枝、甘草去之，加当归9克、芍药9克、丹皮9克以凉血祛瘀，此即桃仁承气汤（《温病条辨》）。

四十六、大黄甘遂汤

《金匮要略》

组成 大黄12克（4两），甘遂6克（2两），阿胶6克（2两）。

用法 水煎2次，分服。

使用标准 1. 口不渴，小便微难或不利，其人如狂。

2. 腹诊：少腹膨硬，隆然如敦状。

注：敦（音 duì），是古代盛食物的器具，上下稍锐，中部肥大。

医案 1. 吴××，女，20余。闭经年余，腹大如鼓，求治于余。询问病状，当时认为是抵当汤证。问其曾服何药，病家检视前医之方，更有猛于抵当汤者，凡虻虫、水蛭、桃仁、大黄、虻虫、蛴螬、干漆之类，无不用过，已服2剂，病情全无变动。余仔细思索，询其小便微难，两胫微肿，诊其脉沉而涩，恍然悟曰：此为血水并结之证也。前医偏于攻血所以不效，必须活血利水兼施，乃用大黄、桃仁、虻虫、甘遂、阿胶，2剂而小便利，经水亦通，腹胀全消。此即金匮大黄甘遂汤证也。（《湖北中医医案选集》第一辑）

2. 蓄水兼蓄血案。韩××，男，50余。初诊：初起时证，寒热缠绵不解，亦不甚重。时经一候，小便不窒；今小便不通已3日，病人狂妄错乱，言语无序，声音高亢，目白珠色红，时以两手拉裤，下床作欲尿之状。脉象浮滑，舌苔白腻，腹诊小腹部膨硬，隆然拒按。膀胱积尿，如此其多；神志妄乱，如此其狂。据其苔脉，必有痰热蕴于心胃间。咎由初病之时，邪机未能宣达，故热象不显，玩忽失治，太阳经邪入腑。又因膀胱气化不振，邪水停蓄不行，致痰热格拒于上。病势至恶，而尤以尿闭为急。暂拟方，宗《伤寒论》蓄水治则，复入豁痰泄热，以清心宣窍。

生白术3钱、泽泻3钱、猪苓3钱、白茯苓4钱、川桂枝7分、明矾水拌郁金0.5钱、陈胆星1钱、天竺黄2钱、石菖蒲1钱、川贝母3钱、带心连翘4钱、车前子3钱。

二诊：服药后，病未稍减，狂妄依然，尿亦未通，守原法进一层图之。

原方去连翘，加冬葵子3钱，蟋蟀（干）3只，去足、翅。

三诊：两进宣气化而利水，豁痰热而清上，药效杳然。小便仅通点滴，昏狂迄未静。考《伤寒论》蓄水条载小便不利，而蓄血条载“其人如狂”。此证岂水血两结之候乎？推其原理，良以太阳邪热随经入腑。因膀胱气化失宣，而水结不行，郁蒸日久，而瘀热内蓄，水、血交相济恶，遂致下而尿闭，上而狂昏，合二证于一身，而病根在下焦。兹宗此说，水血两通，以冀获效。

生白术3钱、泽泻3钱、茯苓4钱、猪苓3钱、益元散4钱（包煎）、桃仁4钱、冬葵子3钱、车前子3钱。

另：上徭桂4分、西琥珀5分、麝香1分、制川军1钱、两头尖5分。上药共研细末，饭糊为丸，药汁1次服下。

服此方后，未昼时而小溲通畅，神识即清，其后用泄化法调理而愈。

讨论 《伤寒论》蓄水条有“脉浮，小便不利，微热，烦渴”等证，韩姓之病近似，而病人于尿闭之后，继以狂乱，为蓄水证不应有。予当时颇多疑虑，若据尿闭为上热下寒之戴阳证，则脉滑并不空豁，不类格阳如上；若据狂谵为燥屎内结，则大便无阻，不类阳明燥实；若以其蓄血发狂，则小便当自利，不应癃闭不通。临床时诊断不决，所以第一二案论治处方，均不切实。在第三次复诊之前，予忆张仲景原有膀胱蓄水与蓄血之分，今根据辨证论治原则，小便不利，其人如狂似蓄水、蓄血并具之证，恐系下焦气化不宣，水结既久，邪热壅滞，搏血为瘀，由气分而涉及血分，小便不通，其为蓄水无疑。而其人发狂定属蓄血内阻，柯韵伯所谓“太阳表证，阳气重可知，阳极则扰阴，血病则知觉昏昧，此经病传腑，表病传里，气病传血也。”因宗水血两结之理论，用行水、行瘀之法，幸收全功。（《江苏中医》，1959 年 1 期）

按语 《金匮要略》云：“妇人少腹满如敦状，小便微难而不渴，生后者，此为水与血俱结在血室也，大黄甘遂汤主之。”本方临床多不常用，笔者收录于此，其意在于临证中既有蓄水、蓄血之证，也有水血两结，若只知其一，不知其二，临证遇之则不免惘然，本医案 2 即为佐证。倘病之初起，见其小便不通，狂妄错乱，小腹部膨硬，隆然拒按而宗本方，或许可收快利之效，不知同道以为何？

四十七、抵当汤（丸）

《伤寒论》《金匮要略》

组成 1. 汤剂: 水蛭6克(38个,熬),虻虫6克(30个,去翅足，熬），桃仁9克（20个，去皮尖），大黄9克（3两，酒洗）。

2. 丸剂：水蛭4克（20个，熬），虻虫4克（20个，去翅足，熬），桃仁10克（25个，去皮尖），大黄9克（3两）。

用法 1. 汤剂：水煎2次，分服。

2. 丸剂: 4味为末,分为4丸,每服水煎1丸,若不下者,再服。

使用标准 桃核承气汤证见大便色黑硬而易解者。

按语 1. 抵当汤与丸二方药味完全相同，功用亦同，前人认为汤的药力峻而丸的药力缓，重症可用汤，轻症可用丸。其实汤是去滓服，丸是连滓服，服丸1周时也能下血，可见丸剂的作用未必逊于汤剂。

2. 桃核承气汤与本方在运用时，历来有蓄血的轻症与重症之分，其实临床中很难区别，就如同中医的脉象一样，可谓心下易了，指下难明。笔者之见，临证中可不必细分，若要细辨，从大便来辨还可谓提纲挈领，有便秘者可用桃核承气汤，大便色黑硬而易解，可用本方。

四十八、下瘀血汤

《金匮要略》

组成 大黄9克（3两），桃仁9克（20枚），䗪虫6克（20枚，熬，去足）。

用法 3味研末，炼蜜和为4丸，以酒适量煎1丸，顿服。今多用水煎，酒冲服。

使用标准 小腹疼痛如刺，按之有块或有发热，舌紫暗或有瘀斑，脉沉涩或脉沉实。亦治瘀而经水不利。

禁忌证 本方泻下逐瘀之力较峻，凡体虚、孕妇或有出血病证者忌用或慎用。

按语 下瘀血汤，《金匮要略》原治“产妇腹痛……此为腹中有干血著脐下”，“亦主经水不利”。后世根据仲景制方之意，在应用上多有发挥，特别是姜春华介绍本方治疗肝硬化等病的经验更值得重视，故摘录如下：早期肝硬化（癖块）的病机是由肝血瘀滞，肝失疏泄，久则瘀凝肝络，窒塞不通，损伤脾胃，进而三焦不利致成膨胀，所以治疗主张用下瘀血汤为主，活血化瘀，使肝脏血行畅通，瘀无所留。临床观察不但可减轻胁痛、腹胀、唇黑面晦，舌边紫斑，皮下出血，微血管扩张等症状体征，对肝功能也有显著改善，如转氨酶、锌浊、麝浊均可见下降，对白蛋白、球蛋白的倒置可以纠正，γ球蛋白的升高可以下降，其余如黄疸指数、碱性磷酸酶也都有一定的下降作用。唯运用时原方生大黄多改为制大黄，认为生者常用会引起便秘。改作煎剂服用，个别病人始服或有便溏，次数增多，但继续服用即转为正常。对于晚期肝硬化腹水，亦认为主要矛盾在“肝血瘀积”，故亦以下瘀血汤为主方。对轻、中度腹水者，用下瘀血汤加当归、丹参、生地、熟地、阿胶、白芍、党参（或人参粉 1.5 克）黄芪各 9 克，白术、茯苓各 15 克，砂仁 1.5 克，黑大豆 60 克，鳖甲 15 克，牡蛎 30 克。腹中胀气加广木香 3 克，藿梗、苏梗、枳壳、大腹皮各 9 克；对腹水较多，体质较虚而小便不利者，用下瘀血汤加党参、黄芪、白术各 15 克，黑大豆 60 克，泽泻、茯苓各 15 克，西瓜皮、葫芦、玉米须、对坐草各 30 克；对体质较好，大量腹水，腹胀难堪，小便极少者，用下瘀血汤加商陆 9 克、大戟 15 克、芫花 1.5 克，车前子、赤茯苓、瞿麦各 15 克，葫芦、对坐草各 30 克，大腹子、皮各 9 克，另黑白丑 3 克研粉冲药中。以上经验可资临床参考。

四十九、大黄䗪虫丸

《金匮要略》

组成 大黄（蒸）300克（10分），黄芩60克（2两），甘草90克（3两），桃仁60克（1升），杏仁60克（1升），芍药120克（4两），干地黄300克（10两），干漆30克（1两），虻虫60克（1升），水蛭60克（100枚），蛴螬60克（1升），䗪虫30克（0.5升）。

用法 上12味，末之，炼蜜和丸小豆大，酒饮服5丸，日3服。（现代用法：共为细末，炼蜜为丸，重3克，每服1丸，温开水送服。亦可做汤剂水煎服，用量按原方比例酌减。）

使用标准 形体羸瘦，腹满不能饮食，肌肤甲错，两目黯黑者。

医案 1.段×，男，34岁，农民，住院号157334，于1983年3月5日入院。患者乏力纳差，巩膜发黄40天，经当地医院治疗无效，病情加重而转入我院。入院时消化道症状严重，频繁呕吐，腹胀，不能进食，有鼻衄及牙龈广泛出血。既往无肝炎病史。

入院检查：体温37℃，脉搏68次/分，血压110/60mmHg，精神极差，面部轻度浮肿，巩膜及全身皮肤深色黄染，无肝掌及蜘蛛痣。心肺正常。腹部胀满，肝胁下1cm，质软，有明显触痛，脾肋下可及，移动性浊音(+)。黄疸指数165U，SGPT 366U，A / G为2.2 / 3.48，HBsAg(+)，凝血酶原时间29.6秒。腹水化验系漏出液。

临床诊断：亚急性重症病毒性肝炎。

治疗经过：入院后给高渗葡萄糖液静脉点滴，并先后输冻干血浆5次（每次200ml），口服安体舒通等利尿剂，但黄疸及腹水无明显减轻，住院第39天患者一度出现肝昏迷前兆，于第41天以治疗无效自动出院。出院带大黄䗪虫丸（该药系西安某药厂生产，每丸重3克），按每日2次，每次2丸，坚持服用。半年后一般情况好转，用量减半，连服1年半，总量约1400丸。在此期间未加用其他药物。

随访情况：服药丸2个月时黄疸及腹水全部消退，肝功能亦逐渐好转，服药4个月时肝功能恢复正常。后又于1984年4月及1985年4月2次来院复查，一般情况良好，面色红润，精神焕发，肝肋下1cm，无触痛，脾肋下1cm，肝功能检验γ球蛋白正常，HBsAg（-）。食道透视未见曲张静脉，B型超声显示肝内光点分布均匀，门脉及脾静脉宽度均在正常范围。（《中西医结合杂志》，1987年11卷7期）

2. 李××，女，20岁，待业青年，未婚，于1979年3月份来我院门诊就诊。

该患者近半年来自觉小腹胀痛，腹部日渐增大，潮热，时有盗汗，曾先后去几家医院未能确诊，故来我院求中医治疗。

查体所见：病人形体消瘦，肌肤甲错，两目黯黑，颧赤唇红，舌质紫暗，舌尖红，边有瘀血点，腹部胀满，膨隆，如妊娠七八个月大小，按之揉面感，拒按，脉沉细稍数。

肛诊检查：子宫体后位，大小不清，压痛（+），附件增厚，压痛明显，根据辨证属血瘀癥瘕，西医诊断为结核性盆腔炎、盆腔腹膜炎。故先给予链霉素 0.5g，日 2 次肌注，口服异烟肼、维生素 B_6，经一个疗程治疗，低热消退，腹胀稍减。但仍有腹胀，不能饮食，妇科肛诊，子宫体稍小，于子宫左上方可触及新生儿头大包头，质软，形不正，压痛明显，右侧附件增厚，压痛明显。根据症状探其病机，即属“五劳七伤”致脏腑虚衰日久不愈，影响经络气血运行不畅，以致瘀血留而不去，血瘀日久，热邪伤阴，故出现上述症状。我们考虑正符仲景之大黄䗪虫丸所治之证，故投以大黄䗪虫丸，日服 3 次，每次 1 丸，温水送服，连续服用 1 年零 2 个月。患者腹部肿块消失，饮食正常，体力恢复，1982 年参加工作，1983 年与一健男结婚，1983 年末足月顺产一女孩，现母子健康。(《中医药信息》，1987 年 2 期）

按语　本方是补虚活血化瘀的方剂，在临床中多用于久病正虚血瘀结成癥积之证。目前对于肝脾肿大、肝硬化，或妇人经闭及腹部手术后肠粘连疼痛等病，均可相机应用，但须久服方能有效。现就《以大黄䗪虫丸为主治疗慢性粒细胞性白血病》的情况做一简介，供临床参考。

36 例慢性粒细胞白血病患者随机抽样分为两组：化疗加大黄䗪虫丸组（下称结合组）16 例，男 9 例，女 7 例，其中慢性期 6 例，急性变 10 例，中度脾肿大（3cm 至脐平）者 3 例，高度脾肿大（至脐以下）者 10 例，胸骨压痛 13 例。化疗组（对照组）20 例，男 11 例，女 9 例。慢性期 11 例，急性变 9 例，脾轻度肿大（＜ 3cm）1 例，中度肿大 8 例，高度肿大 9 例，胸骨压痛 16 例。

治疗方法：两组化疗药物均用马利兰 4 ～ 8mg / 日，疗程 4 ～ 3 2 周不等。急性变者加用长春新碱 1 ～ 2 mg / 日、6- 巯基嘌呤 100mg / 日、环磷酰胺 100mg / 日、强的松 40mg / 日，疗程 14 ～ 28 天。结合组加用大黄䗪虫丸 2 ～ 3 丸 / 日，4 周为 1 个疗程，本组用 1 ～ 8 个疗程不等。

结果：按 1978 年全国血液病会议制订标准，结合组完全达到缓解者 8 例（50%），部分缓解者 6 例（37.5%），总缓解率 87.5%，死亡 1 例（6.3%），脾脏均有不同程度缩小，其中明显缩小（达 10cm 以上）者 66.5%。对照组完全缓解者 4 例（20%），部分缓解者 6 例（30%），总缓解率为 50%，死亡 8 例（40%）；脾缩小率为 44.4%，其中无明显缩小者。两组缓解率与脾脏缩小率差异非常显著（$p < 0.01$）。结合组周围幼稚细胞 >10% 者 15 例，治后＜ 10% 者 14 例；化疗组治前＞ 10% 者 19 例，治后＜ 10% 者 11 例。结合组周围幼稚细胞治后较治前减少者 7 例（43.17%），恢复正常者 8 例（50%）。化疗组治后减少者 5 例（25%），恢复正常者 5 例（25%），两组治后幼稚细胞减少对比有非常显著性意义（$p < 0.01$）。但治疗后白细胞、血红蛋白及血小板的变化，两组无显著差异。

体会：单用大黄䗪虫丸大概还不能获得慢性粒细胞白血病的完全缓解。但作为辅助药物借以缩小脾脏，此药具有实用价值。在目前化疗、脾切除和骨髓移植还都不能解决慢性粒细胞白血病急变的情况下，发挥中医药的优势，探索更多防治慢性粒细胞白血病（尤其对急变）的有效途径，有其一定的临床意义。（《中西医结合杂志》，1988年8期）

五十、栀子豉汤

《伤寒论》

组成 栀子9克（14个，擘），香豉9克（4合，绵裹）。

用法 水煎2次，分服。

使用标准 1. 身热，心胸烦闷懊恼，甚则反复颠倒，卧起不安。

2. 胸脘痞满窒塞，按之软而不痛，嘈杂似饥，但不欲食。

3. 吐衄，脘中烦热，或小便不利，身黄。

4. 舌红苔黄，脉数。

具备以上4条可用之，或具备1、2、4以及3、4也可用之。

禁忌证 凡用栀子豉汤，病人旧微溏者，不可与服之。

医案 董××，女，57岁。心烦懊恼无奈，每跑到旷野方安，脘腹气胀，如有物而不下，脉弦数，舌尖红绛，根部苔腻，小便色黄，而大便反不秘。辨证：心胸热郁，胃气壅塞。此时若大便秘结，则治以小承气汤。今大便通畅，其烦热未能成实，《伤寒论》所谓“虚烦”是也。治应泄热除满，理气和胃，疏方：生山栀12克、枳实9克、厚朴9克。服1剂愈。（《伤寒挈要》）

按语 本方临床用之较广，如乔氏等认为治疗精神病必须抓住“心经郁热”“神明被蒙”这一病理关键，清透郁热以治其本。故常以栀子豉汤为基础，或合三承气汤，或合涤痰汤，或合柴胡加龙骨牡蛎汤，随证化裁，治疗多种精神病，每获良效。（《河南中医》，1986年5期）若加炙甘草，名栀子甘草豉汤。治心中懊侬而急迫少气者或食道病下咽困难，胸中窒痛者。加生姜，名栀子生姜豉汤，治心中懊侬兼吐者。去豆豉，加厚朴、枳实，名栀子厚朴汤，治心烦腹满，卧起不安，溲少而浑，舌红而苔厚腻者（注：凡用到厚朴的患者，其舌多呈厚腻苔。假使舌质红而心烦，就必须配山栀或川连，如不配以苦寒药，其烦非但不除，且可能转剧。假使心烦，舌红而苔不厚腻，纵有胀满症，亦不得轻易用厚朴）。加枳实，用清浆水煎，名枳实栀子豉汤，治无论病前后，凡身微热，不恶寒，脘部痞塞嘈杂，虚烦不得眠，大便实，小便不利，脉数者。若脉滑数有力，舌上有厚苔，腹中痛而拒按者，可加大黄。病后食复劳复，见证如上，亦适用本方。去豆豉加干姜，名栀子干姜汤，治恶寒已罢，身热微烦，腹痛肠鸣下利者。柯琴云："或以丸药下之，心中微烦，外热不去，是知寒气留中而上焦留热，故任栀子以除烦，用干姜逐内寒，以散表热，此甘草泻心之化方也。"

五十一、瓜蒂散

《伤寒论》

组成 瓜蒂（熬黄），赤小豆（各等分）。

用法 上二药研细末和匀，每用 1 ~ 2 克用淡豆豉 15 克煮作稀粥，去滓，取汁和散，乘温，顿服之。若不吐者，少加剂量，得吐停药。

使用标准 1. 发热恶风，汗出或额间热较显著，但头不痛、项不强。

2. 胸中痞硬，气上冲咽喉，不得息。

3. 手足厥冷，寸脉浮，按之紧。

4. 烦满不安，嘈杂不能食或泛泛欲吐不得吐，咽间阻逆或发癫痫者。

5. 阳黄，心下坚硬，渴欲饮，气息喘粗。

上述标准中，若具备 1、2 或 2、4 或 5 均可用之，若只具备 1、3 断不可用之。

禁忌证 1. 瓜蒂散为催吐峻剂，副作用较大，凡体虚、孕妇及有吐血史者（如溃疡病出血等）应慎用。

2. 中阳虚衰，膈上有寒饮，干呕者，不可吐，当温之。

按语 1. 用瓜蒂散治疗阳黄，可用瓜蒂散喷鼻，以鼻流黄水为止。用其治疗病毒性肝炎，意在提高细胞免疫以达到“扶正祛邪”的目的。

2.《医方集解》云："治卒中痰迷，涎潮壅盛，癫狂烦乱，人事昏沉，五痫痰壅上膈，及火气上冲，喉不得息，食填中脘，欲吐不出，量人虚实服之。吐时须令闭目，紧束肚皮。吐不止者，葱白汤解之。良久不出者，含砂糖一块，即吐。"可资参考。

3. 甜瓜蒂又名苦丁香，含有苦味成分，名甜瓜蒂毒素。据《日本东京医学会杂志》（1949 年 8 卷 1 ~ 7 号）报道，经口给狗吞服 0.02 克 / 千克的甜瓜蒂，即能引起强烈的呕吐，继而呼吸中枢麻痹而死亡。对家兔的最小致死量是 2.5 毫克 / 千克。所以在临床中必须严格掌握剂量，且中病即止，不可久用，否则易引起中毒。

五十二、小陷胸汤

《伤寒论》

组成 黄连6克（1两），半夏9克（0.5斤，洗），瓜蒌实15克（大者1枚）。

用法 水煎2次，分服。

使用标准 心下硬满，按之则痛，口苦，吐痰黄稠，舌红、苔黄腻，脉浮滑。

禁忌证 本方药性苦寒，故寒痰结实者忌用，脾胃阳虚者亦慎用。

按语 1. 时振声谈到应用小陷胸加枳实汤的指征，主要是心下痞满拒按，大便干结，口黏口苦，舌苔黄腻，其中以心下痞满、拒按最为重要。多年来，观察了急性传染性肝炎（包括黄疸型、无黄疸型），符合小陷胸汤指征者27例，平均退黄天数26.4天，不符合小陷胸汤指征4例，平均退黄天数32.5天，认为精确的辨证有助于疗程的缩短。并比较了小陷胸加枳实汤、茵陈蒿汤及五苓散3方的退黄情况，结果是对于轻型患者来说，3种方剂退黄效果都很好，尤其是小陷胸加枳实汤及茵陈蒿汤在半月内黄疸消失，对于中型，小陷胸加枳实汤和茵陈蒿汤较好，在1月左右黄疸消失，对于重型，则似以小陷胸加枳实汤为优。

2.《伤寒论》有大结胸、小结胸证之别，治法亦有大、小陷胸汤之异，所以两者必须注意鉴别。张兼善云：“从心下至少腹石硬而痛，不可近者，大结胸也；正在心下，未及胸胁，按之痛未至石硬，小结胸也，形证之分如此。盖大结胸者，是水结在胸膜，故其脉沉紧；小结胸者，是痰结在心下，故其微滑。水结宜下，故用遂、葶、硝、黄；痰结宜消，故用瓜蒌、半夏。”张令韶也说：“汤有大小之别，证有轻重之殊。”上述论述实为辨证之眼目，故录之以供参考。

五十三、白虎汤

《伤寒论》

组成 生石膏60克（1斤，碎），知母12克（6两），甘草6克（2两，炙），粳米一匙（6合）。

用法 先煎石膏，再入其他药物同煎2次，米熟汤成，分服。

使用标准 1.壮热烦渴，口干舌燥，面赤恶热，大汗出，脉洪大有力。

2.手足厥冷，胸腹灼热，口渴，小便黄，舌苔黄燥，脉滑。

3.腹满身重，难于转侧，口不仁，面垢，谵语遗尿。

临证中，若具备其中任何一条即可。

禁忌证 1.表不解而恶寒无汗者忌用。

2.阳（气）虚发热，可出现类似白虎汤的证候，如身热汗出，气喘，脉大等，但舌质淡，脉虽大而重按无力，神疲肢倦，是其辨也。此证宜甘温除热，忌用白虎。

3.阴虚潮热者忌用。

4.真寒假热者忌用。

医案 石姓，男，24岁，工人，1985年仲冬初诊。自述近几天来，壮热烦渴，汗出，头如水洗，观其面垢，舌质红、苔黄燥，切脉洪大有力，知其为白虎汤证，遂疏原方3剂，可谓1剂知，3剂已。

按语 1. 用于热厥的手足厥冷，是手冷不过肘，足冷不过膝，临证中须注意。

2. 本方临床用之甚广，兹就消渴、眼疾及流行性出血热方面的情况加以录之，供参考。

刘氏报道用消渴白虎汤（方名自拟）配合验方治疗糖尿病21例，总有效率为95%。基本方：生石膏30～120克、知母15克、元参30克、生山药30克、石斛15克、寸冬15克、天花粉15克、苇根30克、甘草3～6克。体质差者加党参或太子参1.5克以补气。一般用药3～6剂后，口渴饮水量可明显减轻或恢复正常。此时用验方金鸡汤（方名自拟）治疗，以免复发。处方：芡实、白扁豆、益智仁、苡仁各30克，公鸡1只（去净毛及内脏）。洗净后将上4味药填于公鸡体腔内，用针线缝好体腔之切口，砂锅煮之，至鸡肉熟为度。依患者食量吃肉喝汤，药渣亦可饮之，不计量，可1天1剂或2天1剂。用3～5剂后，可改为每周或10天1剂，以巩固疗效。（《河南中医学院学报》，1976年3期）

又雷氏认为消渴症患者虽无大热、大汗等症状，也无典型的洪大滑数脉象，但根据患者异常的口干，强烈的口渴和大量饮水等症候，即可应用白虎汤或白虎加人参汤治疗。（《中医杂志》，1984年11期）

眼疾：姚方蔚介绍，本方适应于外障，凡眼暴赤肿痛，在一定适应证下都可以本为主，加减施治而宗加味白虎汤（方名自拟），其中比较广泛应用的有火胀大头、天行赤眼、白翳银星玉粒、涌波翳等。其应用原则及主要体征：①眼部症状：外障为主，局部红肿瘀滞较甚，刺激症状比较严重；②舌苔：舌赤少绛，或舌赤苔黄而燥；③脉象：滑数，洪数有力（或洪大）；④其他体征：身体壮实，面色红润，鼻干灼热，口唇干燥，烦渴，喜冷饮。临床加减：如眼部赤脉瘀滞较甚，可在方中加鲜生地；口干烦渴较甚，可在方中加玄参、麦冬；眼部红肿剧烈，赤脉怒张，或黑睛翳障，星点兼起自两侧，眼痛头痛较著，灼热如焚，舌赤苔黄而燥者，宜加川连、黄芩；如兼大便秘结，可再加大黄、玄明粉；如眼部胞睑浮肿，白睛高胀，头痛眼痛剧烈，且伴有发热恶寒、热多寒少，脉象浮数，舌赤苔微黄，为内热而有外寒，宜加麻黄、杏仁表里双解；如兼眼睑赤烂、疮、疖，可加苍术化湿退热；火胀大头，胞睑斑疮，可加玄参、川连、连翘、牛蒡子、升麻、人中黄、竹叶等药，清热解毒化斑。（《上海中医杂志》，1964 年 4 期）

王氏介绍以白虎汤加减治疗流行性出血热（简称出血热）40 例，其中男 28 例，女 12 例。轻型 16 例，中型 11 例，重型 10 例，危重型 3 例。诊断分型标准按 1981 年全国出血热会议规定，并对其中出院后的 30 例患者用免疫荧光法测定抗体加以证实。当地的出血热为野鼠型。入院时为发热期 30 例，低血压期 7 例，少尿期 3 例。

方药组成：白虎汤：生石膏 30 ~ 300 克、知母 12 克、甘草 10 克、粳米 10 克。

临床辨证：①发热期：多表现为气血两燔，血热炽盛。

症见：发热恶寒，颜面潮红，目赤微浮，头身腰痛，口渴引饮，泛恶呕吐，重者神昏谵语，斑疹显露，舌红苔黄，脉弦数或洪数。治以辛凉宣透，清热解毒。方宗白虎汤Ⅰ号，用白虎汤加二花、连翘、板蓝根、大青叶。口渴加生地、花粉；呕吐加竹茹、代赭石；充血出血倾向较重者加丹参、水牛角。②低血压期：多属热伤真阴，气虚欲脱。症见：瘀斑瘀血，渴欲饮冷，心烦肢冷，血压下降，重则烦躁神昏，舌红苔黄燥，脉细数或沉细欲绝。治宜清热益气，生津复脉，方宗白虎汤Ⅱ号，用白虎汤加人参、麦冬、五味子、丹参等。③少尿期。多属邪热内盛，津液消灼，膀胱热结。症见：口干咽燥，呕吐恶心，腹胀便结，吐衄，尿血，便血，尿少或尿闭，重则神昏谵语，舌质红绛，苔黑燥或黄厚，脉细数或弦数。治宜益阴生津，清热凉血，增液通便。方宗白虎汤Ⅲ号，用白虎汤去粳米加玄参、生地、寸冬、大黄、芒硝。口渴加天花粉、金石斛，呃逆加柿蒂、陈皮，热入心包，神昏谵语可加用安宫牛黄丸、至宝、紫雪丹之类。④多尿期：多属肾阴不足，肾气不固，统摄无权，制约失职。症见：口渴多饮，尿频量多，神疲乏力，腰酸倦怠，舌质干燥，苔少，脉象细数或虚大。治宜滋肾固摄，益气生津。方宗白虎汤Ⅳ号，用白虎汤（石膏投以轻剂）加生地、山药、山萸、麦冬、五味子、菟丝子、党参等。⑤恢复期：属邪退正虚，阴阳气血亏损。如气阴两伤，余热未尽，治宜清热和胃，益气养阴生津。方用竹叶石膏汤加减。脾胃虚弱，宜健脾益气，给参苓白术散加减。如气血两虚者，则以补气养血，方用十全大补汤。肾阴亏损者，治宜滋补肾阴，方用六味地黄汤加减。

疗效标准：治愈，各期临床症状消除，患者进入恢复期；有效，各期临床症状基本控制；无效，症状无改变甚至加重或死亡。结果：本组40例全部治愈。疗程最短6天，最长15天。大部分患者使用中药治疗后都有跳越期或缩短病期。40例中跳越低血压期7例，跳越少尿期6例，跳越低血压、少尿两期者16例，合计29例。跳期率占72.5%。（《中西医结合杂志》，1987年5卷7期）

五十四、白虎加人参汤

《伤寒论》《金匮要略》

组成 生石膏60克（1斤，碎，绵裹），知母12克（6两），甘草6克（2两，炙），粳米一匙（6合），人参9克（3两）。

用法 先煎石膏，再入其他药物同煎2次，米熟汤成，分服。

使用标准 1. 白虎汤的使用标准第1条加时时恶风，欲饮水数升者。

2. 身热而渴，汗多，背微恶寒，倦怠少气，舌红少津苔黄，脉洪大无力。

具备此二条中的任何一条，即可使用本方。

按语 1. “时时恶风，欲饮水数升者”此乃加人参的重要指征，临床中须仔细玩味，方不会出错。其“背微恶寒”乃里热熏蒸，大量汗出，气随津耗，以致气津两伤，表气不固使然。诚如陈修园在《长沙方歌括》中指出：“阳明白虎辨非难，难在阳明背恶寒”。因此尚须与太阳之恶寒、少阴背恶寒加以鉴别。

2. 临证用本方治寒温实热恒多于用白虎汤，而又因证制宜，原方也少有通变。凡遇脉过六至者，恒用生怀山药1两以代方中粳米；若治下痢，或赤、或白、或赤白参半，下重腹痛，周身发热，服凉药而热不休，脉象确有实热者，恒用生杭芍 8 钱以代方中知母，此即通变白虎加人参汤，方药如下：生石膏 2 两（捣细）、生杭芍 8 钱、生山药 6 钱、人参 5 钱、甘草 2 钱；若妇人产后患寒温实热者，亦以山药代粳米，又必以玄参 8 钱，以代方中知母，因山药可补产后之肾虚，玄参主产乳之余疾。（《医学衷中参西录》）

五十五、白虎加桂枝汤

《金匮要略》

组成　生石膏60克（1斤），知母12克（6两），甘草6克（2两，炙），粳米一匙（2合），桂枝9克（3两，去皮）。

用法　先煎石膏，再入其他药物同煎2次，米熟汤成，分服。

使用标准　白虎汤使用标准第1条加骨节疼烦、时呕。

按语　1.本方临床多用于风湿热痹，如《江西医药》报道以白虎加桂枝汤为主治疗12例活动性关节炎，治疗期间不用抗风湿性药物。如热重则选用黄柏、黄芩、山栀、银花、连翘、茅根、防己；湿重则选用苡仁、茯苓、六一散、茵陈、蚕沙；阴虚则酌加生地、石斛、麦冬；气虚则酌加黄芪、党参；祛风镇痛用防己、桑枝、威灵仙、乳香、没药、延胡索；活血通络用当归尾、杭芍、丹皮、木瓜、橘络、络石藤等。评定疗效结果以自觉症状消失，运动恢复，体温血象恢复正常为度。治疗结果：12例均获得临床痊愈，一般服药2剂后体温开始下降，关节疼痛减轻；服6～10剂后体温正常，关节肿痛显著减轻，其他症状也逐渐消失；平均治疗11天，其中有10天内参加正常工作的，出院时有10例血沉恢复正常，2例尚较高。（《江西医药》，

1965年7期）

2.《金匮要略》本方服用法下载：“温服，汗出愈”，《千金方》白虎加桂汤方后注云：“煎取3升，分温3服，覆令汗，先寒后热，汗出则愈。”可见服本方后，应令其出汗，则热可退，邪可解。

五十六、竹叶石膏汤

《伤寒论》

组成 竹叶9克（2把），石膏30克（1斤），半夏9克（0.5斤，洗），麦门冬15克（1升，去心），人参6克（2两）（或北沙参15克代），甘草6克（2两，炙），粳米一匙（0.5斤）。

用法 先煎石膏，再入其他药物同煎2次，米熟汤成，分服。

使用标准 身热多汗，烦渴喜饮，虚羸少气，气逆欲吐，舌红干，脉细数。

按语 本方临床用途很广，凡于热病过程，见有气阴两伤，身热有汗不退，胃失和降等皆可使用。兹就谢海洲的经验加以录之，供参考。

1. 流脑后期余热未清，热甚多汗而伤气阴，津液耗损而见脉数无力，苔薄腻，舌质绛，唇红，五心烦热，口渴欲饮，有汗，间泛恶，瘀斑未全消，神疲。

2. 小儿夏季热，常发热，日晡时为甚，间或上午出现高热，口渴欲饮，食欲不振，大便时溏薄，时夹稀，小便清长而时数，脉来濡数。

3. 火咳，咳嗽气粗，口渴多饮，脉数有力，舌赤苔微腻，身热不已，咳嗽兼喘，痰少而稠黏，呼气烘热，面赤，小便赤涩，咽喉干痛。

五十七、大承气汤

《伤寒论》《金匮要略》

组成　大黄12克（4两，酒洗），厚朴15克（0.5斤，炙，去皮），枳实15克（5枚，炙），芒硝9克（3合）。

用法　先煎枳、朴，次入大黄，后冲芒硝，煎2次，分服，如服后通便，即可停服。

使用标准　1.阳明腑实证。大便不通，频转矢气，脘腹痞满，腹痛拒按，按之硬，甚或潮热谵语，手足濈然汗出，舌苔黄燥起刺，或焦黑燥烈，脉沉实。

2.热结旁流，下利清水，色纯青，其气极臭秽不可近者，脐腹疼痛。腹诊：脐腹四周按之坚硬有块，尤其是左腹，按之累累如卵石。口舌干燥，脉滑实。

3.里热实证之热厥、痉病或发狂等。

上述3条，临证只具其一，便可用之。

禁忌证　1.本方为泻下峻剂，应中病即止，不必尽剂，过用易耗正气。

2.表证未解，忌当过早用下，以防引邪入内。

3.阳明少阳合病而呕吐者禁下。

4.病势在上者禁下。

5.阳明经证，忌用攻下，误下则徒伤津液。

6.胃中虚冷者禁下。

7. 营血虚损或津亏而致肠燥便秘者，不可单纯用承气汤攻下，宜应养血滋阴，润肠通便。

8. 孕妇忌用攻下。

医案 1. 张某，女，20岁，未婚，住院号4119，腹痛伴精神失常12天，当地医治无效，于1985年6月8日门诊以腹痛及高血压待查收入本院。其父代诉：患者于5月27日劳动后发生左侧腹部绞痛，阵发加剧，夜甚，呕吐不能进食。大便秘结，尿似浓茶。神志模糊，直视，时而哭叫腹痛身疼。既往有痛经史，无癫痫史。上月曾发“麻疹”。检查：面红目赤，神昏谵语，舌质红暗，苔黄少津，脉实有力。T37.5℃，P88次，R24次，BP130/100mmHg。眼底正常，颈稍有抵抗，心肺无异常，腹软无肿块，肠鸣音存在，肝肋下可触及，质软，脾未触及，全身散布陈旧性皮疹，色素沉着，神经系统未引出病理反射。血常规：血红蛋白12.4g，红细胞384万，白细胞总数9400，中性74%，淋巴26%。尿微混深黄，蛋白（-），尿卟胆原（+）。脑脊液正常。肝功能：黄疸指数6U，SGPT 40U，TFT（+），ZnTT 20U，血清A/G为1.1∶1。血淀粉酶64U。根据患者腹部绞痛、呕吐、便秘而无外科体征，伴神经精神症候群及高血压，又无中枢性急症，且有轻度肝损害及尿卟胆原阳性，西医诊断为间歇型急性肝性血卟啉病，中医辨证属热结阳明之腑实证。治宜开下峻结，方用大承气汤：大黄12克（后下）、芒硝10克（冲）、枳实10克、厚朴10克。加水600ml煎取300ml，2次分服。服完1剂，腹中肠鸣，腹痛加剧。当即针刺足三里，但仅能暂时止痛，大便不下，脉弦而实，原方再进 1 剂。2 剂后排出燥屎及稀粪 2 次。患者安静入睡，早餐进少量稀饭，胃气得来，腹痛显减，守方加玄参、生地、麦冬各 10 克，每日 1 剂。治疗 5 天后患者神志清楚，血压正常，关节痛显减，尿卟胆原转阴。未用任何西药治疗。住院 10 天，痊愈出院，嘱酌情间服牛黄解毒丸调理，1 年有余，访未复发。（《中西医结合杂志》，1987 年 9 卷 7 期）

2. 谷 ××，女，50 岁，因急怒后突感头痛，头晕，失语，随即右半身不遂，急诊入院。患者有高血压病史 4 年。查体：烦躁，频繁呕吐，失语，右鼻唇沟变浅，伸舌偏右，右侧肌力为 0 度，右侧病理征阳性。CSF：压力 190mmH_2O，外观粉红色，细胞数 6800，白细胞 6。确诊为高血压脑出血（左内囊）。经西医一般抢救无效，次日昏迷，继而体温达 39.5℃，经抗感染、退热处理体温不退。第 7 天症见：高热气急，面赤，神昏，舌尖红，苔黄，脉弦、滑、数，发病以来未排大便。辨证系脏腑实热，用大承气汤鼻饲（枳实、厚朴、生大黄各 15 克，芒硝 10 克）。次日，患者排羊粪样干便 10 余枚，继之稀水便 7 次，热退，神清，用中、西药对症治疗 40 天，遗留运动性失语及右侧偏瘫出院休养。（《中西医结合杂志》，1988 年 5 卷 8 期）

按语 1. 本方中的使用标准，其腹诊尚需注意，腹部硬满是脐四周，而不在心下（指胃脘部），假使硬满在心下，则可能是陷胸证，不然就是大柴胡汤证，断不可使用大承气汤。

2. 本方近年来较为多用，兹就妇产科腹部术后大承气汤保留灌肠的情况做一简介，供临床参考。患者120例，随机分为给药组和对照组各60例。给药组术后用大承气汤（各15克）煎剂保留灌肠，肛门出现排气时间平均为25.2小时，1例有中度腹胀；对照组平均47.8小时，15例有中度以上腹胀。证实大承气汤煎剂保留灌肠用于妇产科腹部术后，具有防治术后肠功能紊乱，促进肠功能早期恢复的作用。（《中西医结合杂志》，1987年10卷7期）

五十八、小承气汤

《伤寒论》《金匮要略》

组成 大黄12克（4两，酒洗），厚朴9克（2两，炙，去皮），枳实9克（3枚，大者，炙）。

用法 水煎2次，分服，如服后通便，勿再服。

使用标准 1. 脘腹痞满，便秘，或热结旁流，潮热谵语，舌苔黄，脉滑数。

2. 痢疾初起，腹胀且痛，里急后重。

临证中只具其一，便可使用。

禁忌证 本方虽为泻下轻剂，但毕竟属攻邪之法，为实证而设，临床切勿妄用，其禁忌证可参考大承气汤。

按语 若腹满胀痛，大便秘结，胀重于积，苔黄腻，脉沉涩有力者，可用厚朴15克（8两）、大黄12克（4两）、枳实15克（5枚）治之，此即厚朴三物汤（《金匮要略》）。

五十九、调胃承气汤

《伤寒论》

组成 大黄12克（4两，去皮，清酒洗），芒硝9克（0.5升），甘草6克（3两，炙）。

用法 先煎大黄、甘草，后入芒硝（烊冲），煎2次缓缓分服。

使用标准 1. 不恶寒，但蒸蒸发热，大便秘结，放屁热而臭，脘中烦热，或有谵语，舌苔黄而干，脉滑数者。

2. 身热，通便不畅，腹部按之实，口舌生疮，牙齿肿痛，脉滑数。

3. 吐、下后，温温欲吐，胸中痛，郁郁微烦，大便虽溏，腹反满，脉实者。

上述三条中，临证只具其一，便可用之。

按语 有关阳明腑实证的辨证要点，谢海洲总结了如下几点，录之以供参考。

①全身症状：不恶寒，但恶热，潮热或微热，汗出多，或手足濈然汗出，甚则喘冒不能卧。②神志状态：谵语，心中懊侬而烦，或烦不解，目中不了了，睛不和，剧则独语如见鬼状，循衣摸床，惕而不安，微喘直视。③局部症状：腹满痛，特别是绕脐痛，腹满不减，减不足言；二便情况：小便数，大便不利或大便硬，或乍难乍易，甚则自利清水，

色纯清。④脉象：迟滑或实大，或微弦，有时寸口浮大，按之反涩，尺中亦微而涩。⑤舌苔：舌黄苔垢干燥，或舌黑，或起芒刺。⑥其他：不能食，口燥咽干等。

六十、大陷胸汤

《伤寒论》

组成 大黄21克（6两，去皮），芒硝21克（1升），甘遂1～1.5克（一钱匕）。

用法 水煎2次，分服。得快利，止后服。

使用标准 胸腹积水。从心下至少腹硬而痛不可近，大便燥结，口干舌燥，日晡小有潮热，脉沉有力。

禁忌证 平素虚弱，或病后不任攻伐者禁用。

医案 柯××，男，3岁，于1938年诊于重庆。

病发热气急，呕吐频频，迷睡昏沉，咬牙面青，角弓反张，手足抽搐，胃脘坚硬如石，病情险恶。其父母惊恐万状，手足无措，曾抱孩至医院请求急诊，经化验检查，诊断为脑膜炎，必须住院医治。其父母以所需费用太巨，一时无法筹措，故服中药。

乃书一大陷胸汤：制甘遂0.9克、大黄4.5克、芒硝4.5克（冲），前后连进3剂（制甘遂加至1.5克、大黄6克、芒硝6克），服后下粪水及痰涎甚多，抽搐止，呼吸平，病有转机，继与甘寒生津之剂而告痊愈。（《伤寒论医案选编》）

按语 大陷胸汤与大承气汤同为寒下峻剂，都用硝、黄，但病因、病位不同，故两方在配伍及用法上也有显著差异。尤在泾说：“大陷胸与大承气，其用有心下与胃中之分。以愚观之，仲景所云心下者，正胃之谓，所云胃中者，正大小肠之谓也。胃为都会，水谷并居，清浊未分，邪气入之，夹痰杂食，相结不解，则成结胸。大小肠者，精华已去，糟粕独居，邪气入之，但与秽物结成燥粪而已。大承气专主肠中燥粪，大陷胸并主心下水食，燥粪在肠，必借推逐之力，故须枳、朴，水食在胃，必兼破饮之长，故用甘遂，且大承气先煮枳、朴，而后纳大黄，大陷胸先煮大黄，而后纳诸药。夫治上者制宜缓，治下者制宜急，而大黄生则行速，熟则行迟，盖即一物，而其用又不同如此。”这种比较分析，对临床掌握运用，颇多启发。

附：结胸外治法

一切寒结、水结、食结、痰结或满、或痛者，用生姜适量，捣烂如泥去汁，取渣炒热用纱布包，徐徐揉熨心胸胁下，其满痛可霍然而愈，取其辛而散之也。如生姜渣冷，再入少许姜汁，再炒再揉熨之，以愈为度。惟热结用冷姜渣，再入揉之，不可炒热，当注意。（《伤寒名案选新注》）

六十一、大陷胸丸

《伤寒论》

组成 大黄15克（0.5斤），葶苈子9克（0.5升熬），芒硝9克（0.5升），杏仁9克（0.5升，去皮尖，熬黑）。

用法 四味，捣筛二味，纳杏仁、芒硝，合研如脂，和散，取如弹丸一枚，别捣甘遂末一钱匕，白蜜二合，水二升，煮取一升，温顿服之，一宿乃下，如不下，更服，取下为度，禁如药法。

使用标准 胸胁积水，喘息咳逆，肩背牵引疼痛，胸胁痞闷结痛，口黏，鼻流清涕，胸胁以上有撑胀感，甚则有形成鸠胸龟背倾向者。

按语 大陷胸汤、丸二方的作用同是泻水，但大陷胸丸所主的症候，多与呼吸器疾患有关联，其重心多在膈上，其痛满是胸胁至上迫缺盆。大陷胸汤所主的证候，多与肝脾两脏有关联，其重心多在膈下，其痛满是由胸胁至少腹。以上论述可资参考。

六十二、麻子仁丸

《伤寒论》

组成　麻子仁18克（2升），芍药12克（0.5斤），枳实9克（0.5斤，炙），大黄18克（1斤，去皮），厚朴18克（1尺，炙，去皮），杏仁9克（1升，去皮尖，熬，别作脂）。

用法　上6味为末，炼蜜为丸，如梧桐子大，每服6克，每日3次，温开水送服。

使用标准　大便秘结，小便数，腹微满，疼痛，舌苔微黄少津，脉涩。

禁忌证　本方虽为缓下剂，但方中药味多破泄，故体虚、孕妇及营血匮乏引起的便秘，宜慎用。

六十三、大黄附子汤

《金匮要略》

组成 大黄 9 克（3 两），附子 12 克（3 枚，炮），细辛 4.5（2 两）。

用法 水煎 2 次，分服。

使用标准 1. 腹痛便秘，肢冷畏寒。

2. 胁下偏痛，发热。

3. 脉弦紧。

临证中具备 1、3 或 2、3 均可用。

禁忌证 本方为温下剂，适用于阳虚寒实积聚于里，属正虚邪实之证。若实热内结，正盛邪实者忌用。

医案 钟 ××，腹痛有年，理中四逆辈皆已服之，间或可止，但痛发不常，或一月数发，或两月一发，每痛多为饮食寒冷之所诱发，自常以胡椒末用生姜汤冲服，痛得暂解。一日，彼晤余戚家，谈其痼疾之异，乞为诊之。脉沉而弦紧，舌白润无苔，按其腹有微痛，痛时牵及腰胁，大便间日一次，少而不畅，小便如常。吾曰："君病属阴寒积聚，非温不能已其寒，非下不能荡其积，是宜温下并行，而前服理中辈无功者，仅去寒而不逐积耳。依吾法两剂可愈。"彼曰："吾固知先生善治异疾，倘得愈，感且不忘。"即书予大黄附子汤：大黄 4 钱、乌附 3 钱、细辛钱半，并曰“此为《金匮》成方，屡用有效，不可为外言所惑也。”后半年相晤，据云：果二剂而瘥。噫！经方之可贵如是。(《治验回忆录》)

按语 1.腹痛便秘是大黄附子汤的主要适应证。因此本证预后的良恶，当视其服药后大便是否通利为转移。正如《金匮要略释义》指出：“本条证候的预后，关键在于投温下剂后，大便是否通利为定。因为寒实内结，阳气已伤，是邪实正虚的局面，与承气汤证的纯为邪实者不同。服温下剂后大便通利，可转危为安；如药后大便不通，反增呕吐、肢冷、脉搏转细，是病势已趋恶化。”

2.本方临床用之较广，故加以摘录，以供参考。

乳蛾咽喉肿痛：一般治疗此病（相当于现代急性扁桃体炎）多用清凉解毒，范文虎认为本病不尽属于火，乃创本方：生大黄3钱、淡附子1钱、细辛3分、元明粉3钱、姜半夏3钱、生甘草1钱。命名曰“家方”。凡乳蛾之舌苔白，质微红，及有其他寒包火征象者，用之常一服热解而肿痛愈(《近代中医流派经验选集》)。笔者运用本方时，恒加丹参、桂枝二味，名曰“家方加味方”，往往较之上方，更能迅收特效。

副睾丸炎：岳美中经验，睾丸肿痛，或牵引少腹奇痛，中医治之药率用川楝子、小茴香、青木香、橘核、山楂、元胡等，轻症疝气相当有效，甚则用附子，其效亦卓著。然以余之经验，最效之方则为大黄与附子合剂，此种用药系大寒大热同时并用，纵有古方未免骇俗，然余实已经数

10 年之临床经验，以附子、大黄加入普通治疝气之药中迅收特效。

大黄附子丹参联用镇痛。吕中氏指出：疮疡红肿疼痛，用此配清热、解毒、养阴之味如银花、连翘、花粉、地丁、蒲公英、蚤休、甘草、山甲、皂角刺等。若便秘而发热者以水渍大黄为宜。胃脘痛，用此配木香、桔梗、枳壳、良姜、香附等为通用方，再随症加减，但用熟大黄而不用生大黄。复发性口腔溃疡而疼较重者，用此配生地、细辛、蒲公英、花粉、麦冬；久病者用熟大黄；气虚伍参、术、芪，大黄炒炭存性为宜。尿路灼热涩痛，用此配木通、滑石、生地、竹叶、麦冬、桔梗、银花。乳房肿痛，用此配柴胡、夏枯草、橘叶、枳壳、香附、王不留行等。

带状疱疹，用此配板蓝根、蒲公英、大青叶、龙胆草、花粉、生地等。

但用本方时，尚须注意大黄与附子多取等量；对痛势急且兼热、红肿、便燥、溲赤、目赤、口舌生疮、体壮等，多用生大黄，或以水渍液兑他药煎汁为宜；对痛而缓，病久，瘀血阻络，湿热，便不燥结，病兼寒邪，体质较弱，病位在脏而不在腑，则以熟大黄或大黄炭为宜。（《中医杂志》，1987 年 5 期）

《汉方辨证治疗学》载此方治疗胆结石、肾结石、游走肾、坐骨神经痛等疾患所致之腰痛，适应于腰、足冷而抽筋样痛，大便秘，腹部不充实，紧张，有舌苔等。

六十四、三物备急丸

《金匮要略》

组成 大黄、干姜、巴豆（去皮心，熬，外研如脂）各等分（各1两）。

用法 上药先捣大黄、干姜为末，研巴豆于内，和极匀，炼蜜为丸如梧子大（或作散用），密器中贮藏，勿冷泄气，每服1.5～2.4克温开水送下。服后如不泻，可根据患者体质病情，酌加用量，口噤不开者，撬开灌之，或用鼻饲法。

使用标准 卒然心腹胀痛，痛如锥刺，二便不通，口噤暴厥，面青气急，苔白，脉沉紧。

禁忌证 1. 本方为攻逐峻剂，方中巴豆辛热有毒，作用猛烈，对于消化道的刺激极强，故非体质强壮、寒实积骤者不可妄用。

2. 孕妇、年老体衰者禁用。

按语 1. 如服后泻下不止，可食冷粥以止之。

2. 本方近代多用于治疗急性肠梗阻、食物中毒以及痰食积滞等属于里实寒证而病势危急者。但因本方作用峻烈，所以必须辨证正确，方能庶几无误。

六十五、栀子柏皮汤

《伤寒论》

组成 肥栀子12克（15个，擘），甘草3克（1两，炙），黄柏6克（2两）。

用法 水煎2次，分服。

使用标准 1. 身目发黄，发热，心烦懊侬，口渴，小便不利，舌红苔黄，脉数。

2. 身热心烦，吐血，目赤痛者。

临证中，具备上述的任何一条即可使用。

禁忌证 寒湿内郁的“阴黄”禁用。

按语 栀子柏皮汤功在清热利湿，适用于热重于湿而里未成实的阳黄，临床大多配合茵陈五苓散之类，以增其清热利湿之效。

六十六、茵陈蒿汤

《伤寒论》《金匮要略》

组成 茵陈18克（6两），栀子9克（14枚，擘），大黄8克（2两，去皮）。

用法 将茵陈分为两份，先煎栀子、大黄，后入茵陈（一份），开一沸即离火备用，再煎时悉遵前法，分服。

使用标准 一身俱黄，鲜明如橘皮色，腹微满，小便不利，苔黄腻，脉沉实。

医案 朱××，女，35岁。罹患胆囊炎、胆结石有年。3天前幸遇走方郎中，投药3剂（具体药物不详），遂致大便泻下多次，胆囊区绞痛难忍，且向右肩背放射，故来我院求治。查体：表情痛苦，巩膜黄染，心、肺（-），胆囊区压痛，有轻度的腹肌紧张，墨菲氏征（+），波阿斯征（+），诊断为慢性胆囊炎、胆结石急性发作。舌质红、苔黄，脉：右手沉弦，左手沉细弦。观其病变之发展，猜其所服之药可能是清热利胆排石之剂，其临床表现似为排石之佳兆，宜应再进清热利胆排石之剂，使结石嵌顿得除，则诸症可望向愈。但左手脉沉细弦，似有阴虚肝郁之虞，故宗茵陈蒿汤合一贯煎标本兼治，处方如下：

茵陈15克、栀子12克、大黄9克、枸杞子12克、川楝子9克、麦冬12克、生地12克、沙参12克、当归12克。

服 1 剂痛减，3 剂诸症消失，巩膜黄染也渐至消退。

按语 1. 阳黄重症可用茵陈栀子金花汤（即茵陈蒿汤加黄连、黄柏、黄芩）合五味消毒饮加蚤休，有较好的疗效。（《经方应用》）

2. 临证中若腹胀满而大便实者，可重用大黄，此即吴又可的“胃实为本，是以大黄为专攻……设去大黄而服山栀、茵陈，是忘本治标，鲜有效矣。”可谓颇有见地。也可用陶节庵的茵陈将军汤（即本方加枳、朴、芩、甘四味）。赵灿鑫氏的《从 500 例急性黄疸型肝炎的治疗看茵陈大黄的剂量与煎法》（《湖北中医杂志》）指出：治疗病毒性肝炎时大黄用量大者（30 克）疗效好，茵陈后下者疗效好，从临床症状的消失与肝功能的恢复时间来看，实验组与对照组有显著差异。可作为上述的注脚。

3.《伤寒论》中治疗湿热黄疸有 3 个主要方剂，即麻黄连轺赤小豆汤、栀子柏皮汤和茵陈蒿汤。其鉴别使用诚如《医宗金鉴》所说：“伤寒身黄发热者，设有无汗之表，宜用麻黄连翘赤小豆汤汗之可也。若有成实之里，宜用茵陈蒿汤下之亦可也。今外无可汗之表证，内无可下之里证，故惟宜栀子柏皮汤清之也。”

六十七、小柴胡汤

《伤寒论》《金匮要略》

组成 柴胡 12 克（0.5 斤），黄芩 9 克（3 两），人参 6 克（3 两，或党参 18 克代），半夏 12 克（0.5 升，洗），甘草 9 克（3 两，炙），生姜 9 克（3 两，切），大枣 12 枚（12 枚，擘）。

用法 水煎 2 次，分服。若胸中烦而不呕者，去半夏、人参加瓜蒌实 9 克（1 枚）；若渴，去半夏，加花粉 12 克（4 两），人参改北沙参，剂量增至 12 克；若腹中痛，去黄芩，加芍药 9 克（3 两）；若胁下痞硬，去大枣，加牡蛎 12 克（4 两）；若心悸、小便不利，去黄芩，加茯苓 12 克（4 两）；若不渴，外有微热，去人参，加桂枝 9 克（3 两）；若咳，去人参、大枣、生姜，加五味子 3 克（0.5 升）、干姜 6 克（2 两）。

使用标准 1. 口苦咽干，目眩。

2. 胸胁苦满或胁下痞硬。

3. 往来寒热。

4. 嘿嘿不欲饮食，心烦喜呕或不呕。

5. 呕而发热。

上述 5 条中，若具备前 4 条可用之；若具备1、2、4 或1、3、4 或单纯具备 2 或 3 或 5 也可用之。

医案 1. 乔 ××，男，20 岁，工人，因眩晕 3 天而来就诊。自述头晕甚，曾几次晕倒在厕所里，其父母甚为担忧，恳请治之。现症：口苦咽干，目眩，心烦喜呕，嘿嘿不欲饮食，胸胁苦满，往来寒热，舌质红，苔薄黄，脉数。四诊合参，此乃病在少阳，法以和解少阳，投小柴胡汤 3 剂，诸症若失，现 2 年未发。

2. 唐 ××，男，49 岁，因心悸 10 天余而来就诊。临床所见：口苦咽干，目眩，胸胁苦满，心烦喜呕，嘿嘿不欲饮食。心电图提示：频发性房室早搏。疏小柴胡汤 3 剂，诸症消失，心电图复查正常。后又因惊吓，上症复现，又宗小柴胡汤加当归、苦参，病告痊愈。3 年未发。

3. 黄 ××，男，20 岁，鼻塞不通半月余。检查所见：左鼻甲中度肥大，充血。症见：口苦咽干，目眩，心烦，卧起不安，恶心欲吐，胸胁苦满，嘿嘿不欲饮食，往来寒热，大便如常，舌质红、苔薄黄，脉弦数。辨证：少阳不和，故用小柴胡汤以治其本，合苍耳子散及凉血活血之品以治其标，又因心烦懊侬，卧起不安，再合栀子豉汤。处方如下：

柴胡 15 克、清半夏 12 克、党参 15 克、甘草 6 克、黄芩 9 克、生姜 9 克、大枣 12 枚、苍耳子 9 克、薄荷 9 克(后下)、辛夷 9 克、白芷 9 克、赤芍 19 克、丹皮 15 克、栀子 9 克、淡豆豉 6 克。

二诊：自述服药 3 剂后，鼻塞已通，诸症锐减，可见药已中病，故效不更方，再进 3 剂，病情霍然而愈。

4. 焦 ××，男，19 岁，“滑精”10 天。追问病史，否认有思欲不遂而致精关不固等病因。自觉口苦咽干，目眩，胸胁脘腹胀满，嘿嘿不欲饮食，烦躁易怒，疲乏无力，大便溏泻，观其舌胖大，有齿痕，切其脉弦。辨证：肝郁脾虚。疏柴平汤，处方如下：

柴胡15克、半夏12克、党参15克、甘草9克、黄芩9克、生姜9克、大枣12枚、苍术9克、厚朴9克、陈皮6克。

二诊：自述服药3剂后，滑精现象已无，余下诸症也大为减轻，但腹胀较甚，在上方之基础上再合枳术丸：枳实12克、白术24克。又进3剂，病告痊愈。

5. 柏××，男，19岁。自述口苦咽干，咽痛，头晕，头痛甚，鼻衄，咳吐黄痰，咳时引动胸背，发热寒战，口干欲饮。观其舌质红、苔薄黄，切其脉弦数。辨证：此病在少阳，又有陷胸之虑，宗小柴胡汤合小陷胸汤加味，方药如下：

柴胡15克、半夏12克、党参15克、甘草6克、黄芩9克、生姜9克、大枣12枚、瓜蒌15克、薤白15克、栀子9克、淡豆豉6克、大黄6克、黄连6克。

服药3剂，诸症皆无。

6. 荆××，女，35岁，体态丰腴，面色红润。患病经年，自觉颇奇，每逢经期将至，即表现为昼日明了，暮则谵语，伴午后低热，心悸不安。曾多方就医无效。腹诊：左下腹有压痛和抵抗感。辨证：为热入血室夹有血瘀，宗小柴胡汤合桂枝茯苓丸3剂，并劝其下月经期将至时再服该药，先后治疗3月，共服药9剂，病告痊愈。

按语　1. 小柴胡汤又名三禁汤（即禁汗、吐、下），是治疗少阳病的主方，临床中因其施用广泛而倍受后世医家推崇，其在方后又附有若干加减法，如："胸中烦而不呕者，去半夏、人参，加瓜蒌实 1 枚。若渴，去半夏，加人参合前成四两半，瓜蒌根四两……"又为后人辨证施治、随证加减开了先河，但仅靠这些临证中又很难穷病之源，尽病之变。余在小柴胡汤原方加减的基础上，又做了若干加减，对于某些疑难之症，也能起到立竿见影之效，故奉献给医林同道，以供参考。

加减如下：①若心烦甚而大便不干者合栀子豉汤，少气者加甘草，呕者加姜汁；②肢节烦疼，微呕，或胸胁苦满，腹直肌拘挛者加桂枝、白芍，即柴胡桂枝汤；③若便溏、腹胀、疲乏者合平胃散，即柴平汤；④若肝郁脾虚，血虚者，弃小柴胡而改为逍遥散，甚者加生地或熟地，即黑逍遥散，若肝郁化火生热者加丹皮、栀子即丹栀逍遥散；⑤若大便干或有便秘倾向者，去党参、甘草，加大黄、枳实、白芍即大柴胡汤；⑥若大便燥结者，减小柴胡汤原方之剂量加芒硝，即柴胡加芒硝汤；⑦若心悸、胸满、烦惊或脐上有动悸，去甘草加龙骨、牡蛎、干姜、桂枝、大黄、茯苓即柴胡加龙骨牡蛎汤（弃铅丹不用）；⑧若有气从少腹上冲胸咽，发作欲死复还止者，合桂枝加桂汤；⑨若左腹直肌紧张或有抵抗感者，合桂枝茯苓丸；⑩若咳嗽胸痛，咳吐黄痰者加小陷胸汤及薤白等；⑪ 若口渴，小便不利而非津亏者合五苓散。

2.《伤寒论》103条云："伤寒中风，有柴胡证，但见一证便是，不必悉具……"关于"但见一证便是，不必悉具"之说，后世争论颇多。如《经方应用》认为："往来寒热、胸胁苦满、嘿嘿不欲饮食、心烦喜呕"为小柴胡汤应用的主要指征，以上4个症状，只要见到1～2个症，便可以本方加减施治。对此观点笔者不敢苟同，笔者认为但见一证的证应为"往来寒热，胸胁苦满或胁下痞硬及呕而发热"，根据何在呢？《伤寒论》中有关小柴胡汤的条文有17条之多，其中"往来寒热"所涉及的条文约有8条之巨（包括"伤寒瘥以后更发热"等），而且《苏沈良方》用此治疗往来寒热、潮热、身热、伤寒瘥以后更发热等症，指出柴胡汤的解热作用为诸证之先，验之临床，证明此说不可忽视（《伤寒挈要》）。可见"往来寒热"作为"但见一证"中的一证似无疑义。关于"胸胁苦满或胁下痞硬"其所涉及的条文也有8条之多。其中101条、233条、232条以及37条可作为力证。为了以便观览，我们可以对101条做一剖析。其条文云："伤寒四五日，身热，恶风，颈项强，胁下满，手足温而渴者，小柴胡汤主之。"从原文中可以看出，身热，恶风，颈项强，是太阳病表不解；手足温而渴者是阳明有热；胁下满是少阳经脉不利。今三阳证皆见，治汗之不可，下之不能，故以小柴胡汤助少阳之枢机，以斡旋表里之气，则邪可解而正方复。由此看来，"胸胁苦满或胁下痞硬"作为"但见一证"中的一证是断无疑义了。至于"呕而发热"虽然只有2条，但378条的"呕而发热者，小柴胡汤主之。”乃有明文可稽，不必深说。“嘿嘿不欲饮食、心烦喜呕”其所涉及的条文也各为 2 条，但根据笔者的经验来说，单纯靠此其中的一条来用小柴胡汤，尚未见过，而且有关这方面的报道也鲜有所见，故不宜作为其中的一证，不知同道以为何。（注：其条文的号码见成都中医学院主编的《伤寒论讲义》，1964 年版）

3. 小柴胡汤的煎法如方后注云“去滓，再煎”，其目的有二，一是使药性和合，不偏不烈，二是重煎浓缩加强药力，此为和解剂的一个特殊煎药方法，不仅小柴胡汤用此法，论中犹有如半夏泻心汤、旋覆代赭汤等。且凡有和解作用的方药，均按此法煎煮（《伤寒挈要》）。但笔者认为“去滓，再煎”大有商榷的必要。如《伤寒论方医案选编》用小柴胡汤加减治疗 14 种疾病；《经方应用》中小柴胡汤附有 9 个医案；《伤寒名案选新注》的 3 个医案，均未提及“去滓，再煎”。笔者工作有年，用小柴胡汤治愈多人，其煎法也不是“去滓，再煎”，而采用常法，且获效较著，可见去滓再煎似无必要，至于其药理学对煎后药效成分的影响，尚未见报道，因此不必胶柱鼓瑟，而应放心地使用。

4. 本方临床运用甚广，仲景的“伤寒、中风，有柴胡证，但见一证便是，不必悉具”之说，对本方的广泛运用有很大启发，如前庭神经元炎，亦称流行性眩晕，证属外感，张氏据此用本方化裁（柴胡、党参、桑叶、菊花、钩藤各 10 克，僵蚕、黄芩各 9 克，半夏、川芎各 6 克，甘草 3 克）

而宗小柴汤加减方（方名自拟）治疗本病23例，均愈（《浙江中医杂志》，1981年11期）。刘氏抓住休作有时这一特征，以本方治疗周期性精神病、经前期紧张症等获愈（《中医药学报》，1984年6期）。曹氏据更年期综合征均有不同程度的阵发性烘热、面部潮红、汗出等，用本方合甘麦大枣汤治疗21例，均有不同程度的减轻或消失（《上海中医药杂志》，1984年3期）。本方还可用于治疗奇病、怪病，如刘熹的《小柴胡汤治疗奇病四则》（《吉林中医药》，1988年1期）载：男，19岁。近半月来每于子、午、卯、酉四辰胃脘疼痛，每次10分钟，不治自止，证属阴阳不相顺接，而宗时辰辨证，投本方（柴胡10克，半夏洗18克，黄芩、人参、甘草、生姜各4克，大枣12枚）3剂而愈。

5. 少阳病居于半表半里之中，所以它要求在临证中必须禁汗、吐、下三法，若不加注意而妄用之，不仅不能治愈其病，反而会引邪入里变生他病。如余在工作期间所见，内科住院部同时收住两个病人，均为泌尿系感染，其临床表现均为少阳证和膀胱刺激症状，余宗小柴胡汤为基本方，又取八正散中数药，服之3剂，病情锐减，尿化验各项指标已趋正常。而另外一个病人，医生因为是泌尿系感染，而采用验方“肾炎合剂”，病情未见减轻，反而加重，体温由37.5℃上升到39℃，又增恶心呕吐。余举此例实无褒贬之意，意在引起医林同道的注意，临证中才不会重蹈覆辙，贻误病人。

注：前庭神经元炎乃前庭神经细胞非特异性症引起的

眩晕症。其确实病因未明，可能为病毒感染所致。本病可呈散发或小范围内流行，少数病例起病前有上呼吸道症状，起病较急，常于 1~3 日达高潮，以后逐渐好转，病程可达 2~3 周，以中青年患者为多。典型症状为突起眩晕，剧烈的外物旋转感，可因头位变化而加剧，伴发恶心、呕吐、面色苍白等。不伴耳鸣或听力减退，耳蜗功能测定正常。一或双侧前庭功能减退，少数病例头晕及失平衡感可达数月之久，但转归良好。

六十八、柴胡桂枝汤

《伤寒论》

组成 桂枝4.5克（1两，去皮），黄芩4.5克（1.5两），党参4.5克（1.5两），甘草3克（1两，炙），半夏6克（2.5合，洗），芍药4.5克（1.5两），大枣3枚（6枚，擘），生姜4.5（1.5两），柴胡6克（4两）。

用法 水煎2次，分服。

使用标准 1. 小柴胡汤的使用标准加肢节烦疼、微呕、汗多。

2. 癫痫而见胸胁苦满，腹直肌拘挛者。

上述两条中只需具备其中一条即可。

按语 1. 近年来关于本方治疗癫痫的报道很多，如日本人相见三郎介绍用柴胡桂枝汤治疗癫痫433例，其中治愈125例，加上发作明显减少者，合计有效194例，另239例由于各种原因中途停药。在脑电图改善方面，433例有181例接受过脑电图检查，其中123例作了与临床症状对比观察，当发作停止后，脑电图的癫痫波完全消失者占46%，仍残存者占38%。作者认为一般抗癫痫药是作用于神经系统的，而柴胡桂枝汤是基于“证”的观点可以使体质失调和机能不调得以调整，因此二者有根本的不同，后者属于治本的（《广西中医药》，1978年3期）。但本方并非是治疗癫痫的专方，如王氏认为本方治腹证癫痫有效，对其他类型癫痫效果不理想，可见具备胸胁苦满和腹直肌拘挛等腹证是本方应用的重要指征。（《浙江中医杂志》，1986 年 3 期）

2.《科技简报》（医药卫生部分）1975 年第 1 期介绍：用加减柴胡桂枝汤（方名自拟）治疗急腹症（急性胆囊炎、阑尾炎、胰腺炎、肠梗阻等）无绝对手术指征者，奏效颇捷。组方：柴胡 12 克、黄芩 4.5 克、桂枝 4.5 克、白芍 9 克、炙甘草 3 克、太子参 9 克、法半夏 9 克、生姜 4.5 克、红枣 6 个。加减法：大多以上方加广木香 4.5 克、枳壳 6 克、金铃子 9 克、延胡索 6 克为基础方，如系胆囊炎另加黄柏 6 克、蒌实 12 克；合并胆结石加金钱草 30 克、郁金 9 克；如胰腺炎剧痛加败酱草 16 克；肠梗阻加莱菔子 30 ~ 60 克、川朴 6 ~ 12 克、槟榔 9 克。

六十九、柴胡加龙骨牡蛎汤

《伤寒论》

组成　柴胡9克（4两），黄芩6克（1.5两），龙骨15克（1.5两），生姜6克（1.5两，切），铅丹（1.5两，用生铁落30克代），人参4.5克（1.5两，或党参9克代），桂枝6克（1.5两，去皮），茯苓9克（1.5两），半夏6克（2.5合，洗），大黄6克（2两），牡蛎15克（1.5两，熬），大枣3枚（3枚，擘）。

用法　水煎2次，分服。

使用标准　1. 体质壮实。

2. 腹诊：胸胁苦满，心下有抵抗感、胀满感，脐上有动悸。

3. 头晕、心悸、失眠、烦躁易怒。

临床中具备以上三条者方可使用。

医案　1. 陈姓，男，50岁。心悸、胸满、烦惊1月。自述患“甲亢”，经服西药（具体药物不详）病情缓解。现症：口苦咽干，目眩，心烦喜呕，嘿嘿不欲饮食，胸胁苦满，心悸失眠，烦躁易怒。腹诊：心下有抵抗及胀满感，脐上有动悸。宗柴胡加龙骨牡蛎汤（弃铅丹不用）3剂。服药诸症减轻，食欲渐增，经调理而愈。

2. 邓××，女，22岁。患“精神分裂症”而不能入睡，曾服冬眠灵5片，也仅能睡3小时左右，邀请中医治疗。观其形体壮实，症见头晕，心悸，失眠，烦躁易怒，甚者打人毁物。腹诊：胸胁苦满，心下有抵抗和胀满感，脐上有动悸。疏柴胡加龙骨牡蛎汤（弃铅丹不用）3剂，1剂则睡觉安稳，3剂则病证若失。

按语 1. 陈氏经验（《浙江中医杂志》，1964年7期），本方主要适用于阳虚饮结及肝胆失调而出现的悸（包括心悸亢进，或心下、脐下及胸腹悸动）、惊（包括易惊、恐惧、精神不安）、癫（包括狂躁、神志异常）、痫。加减方法：①肝火亢盛：加夏枯草、龙胆草等，以清肝经郁热，或加白芍、龟板等柔肝缓急。大黄可易当归龙荟丸以泻肝火。②阳明实热，或癫狂剧作：重用生大黄，或去人参，火势已挫，则大黄少用或不用。③顽痰蓄结：选加郁金、明矾、白芥子、全蝎之属以搜痰，或重用生铁落以坠痰镇惊。④心悸不宁：选加朱砂、夜交藤、枣仁之属以安神志。⑤没有柴胡证迹象者，去柴胡部分不用。如不属痰饮内结，则应另行考虑其他方剂。但此类痰结往往无明显迹象可寻，可试用本方2～3剂，若服后无任何效果，则应转用其他方法。⑥惊悸大定：即应去大黄、铅丹不用，或继以甘麦大枣汤加枣仁、远志、龙齿之属，以柔养肝经，安定心神。

2. 柴胡桂麦龙牡汤系周氏所创（《中西结合杂志》，1988年8期），用于治疗冠心病心绞痛、心律失常等，简介之以供参考。

组成：柴胡15克、黄芩12克、半夏10克、党参20克、

炙甘草10克、生姜10克、大枣10枚、桂枝10、浮小麦30克、生龙骨30克、生牡蛎30克

本方寓有小柴胡汤、柴胡加龙骨牡蛎汤、柴胡桂枝汤、甘麦大枣汤之方意，为凉温并用、和解镇静之方，具有燮理阴阳、和解镇惊、扶正祛邪之功效。临床凡遇有阴阳失调、肝郁气结、心神受扰、枢机不转、营卫失和等引起的寒热往来、胸胁苦满、心烦口苦、咽干目眩、头痛纳呆、胸闷不舒、惊悸不安、悲伤抑郁、夜不得寐、精神恍惚、自汗盗汗、心悸怔忡等症，均可以此方为主加减化裁。

（1）冠心病心绞痛：临床表现多有心前区疼痛，或刺痛（血瘀），或闷痛（气滞），或热痛（热结），时有发作，情志不舒或大怒大恐发作尤速，时有胸闷，口干口苦，目眩头晕，胁满或胀，夜不得寐，自汗盗汗，或尿黄便秘，或时畏冷，或时畏热，或嗳气呃逆，或心烦易怒等，舌苔白薄或薄黄，舌质红或暗红，或舌有瘀斑，脉多弦或弦细。心电图有冠状动脉供血不足改变，或心电图正常但心绞痛明显，可用此方为治。

加减：血瘀者去半夏、生姜加丹参30克，川芎12克；气滞者去浮小麦、大枣，加郁金、延胡索各12克；热结者去桂枝、生姜，加黄连3克、石菖蒲10克；血压高者去桂枝、生姜、浮小麦，加牛膝、葛根、钩藤各20克，（或地龙15克）。若心电图正常或属更年期综合征表现者，可用此方不作加减为治。

（2）心律失常：如患者心动过速，症现心悸，胸闷，

失寐，多梦，口苦，纳呆，尿黄，便秘，烦躁不安者，此方去桂枝、生姜加炒枣仁、柏子仁各 15 克。

如患者心律不齐，有室性或房性早搏者，症现心悸、怔忡、胸闷、失寐，或头晕耳鸣，或倦怠乏力，或纳呆恶心，或胸胁苦闷，舌苔腻或黄薄，质暗或淡红或红，脉细弦有间歇者，皆可用此方。

加减：房性早搏者加龙眼肉 15 克；室性早搏者加苦参 20 克；血瘀明显者加丹参 30 克、鸡血藤 15 克；气滞明显者加延胡、郁金各 12 克；痰阻者加瓜蒌 20 克、胆星 6 克；湿浊甚者加蔻仁 12 克、茯苓 20 克；热结者加石菖蒲 10 克、草决明 15 克；凡有心律不齐，此方中当加琥珀粉 3 克冲服；女性更年期症状表现明显者，此方去桂枝加知母 12 克，并配合丹栀逍遥丸同服。

3. 张氏以“烦”为辨证要点，随证增损治疗半身麻木（自主神经功能紊乱）、神经性头痛、失眠（神经衰弱）、癔病性失明、癔病性截瘫等，每获良效（《河北中医》，1987 年 1 期）。陈氏以本方加味治疗郁证型神经官能症 50 例，获效较好（《陕西中医》，1984 年 12 期）。以上经验可资临床参考。

七十、大柴胡汤

《伤寒论》《金匮要略》

组成 柴胡12克（0.5斤），黄芩9克（3两），芍药9克（3两），半夏9克（0.5升，洗），生姜6克（5两，切），枳实12克（4枚，炙），大黄9克（2两），大枣12枚（12枚，擘）。

用法 水煎2次，分服。

使用标准 小柴胡汤证兼见便秘或有便秘倾向者。

医案 1.徐××，男，45岁，工人，胆囊区疼痛2年余，加重1月。自述2年前经常感胃痛，按胃病治疗无效，后经B超检查见胆囊内有黄豆粒大小的结石数块，诊断为胆结石，经服消炎利胆片和中药汤剂内服，病情缓解。近一月来，胆囊区胀痛日趋加重，伴口苦、咽干、目眩，胸胁苦满，大便秘结，心烦喜呕。查体：巩膜黄染，胆囊区压痛，墨菲氏征（+），右上腹轻度的腹肌紧张，波阿斯氏征（+），心窝部饱满痞硬，舌质红、苔薄黄，脉弦有力。辨证：少阳阳明合病，投大柴胡汤加味。

柴胡15克、大黄9克、附子9克、丹参15克、枳实24克、白术12克、鸡内金12克、黄芩9克、半夏12克、白芍12克、大枣12枚、茵陈蒿15克、栀子9克、生姜9克、郁金15克、海金沙15克、金钱草30克。

二诊：服药2剂，疼痛停止，其余诸症也大减，后又进10余剂，诸症消失。

2.关××，女，48岁，体壮，面色红润，因头痛头晕5年，加重10天而前来就诊。自述5年前感头痛头晕，自恃体壮而不以为病，后病情加重，到医院检查，诊为原发性高血压，处以复方降压灵等，病情缓解，但时有反复，每因情绪不好或劳累而发。近10天来，上症复现，查血压180／120mmHg，服降压药无效，后改利血平、硫酸镁肌注也无效。邀中医诊治。刻症：头痛头晕，口苦，心烦甚，寐差，大便干燥，4日一行。腹诊：胸胁苦满，心窝下部硬而紧张。舌红苔黄，脉弦有力。疏本方3剂。服药半剂，感腹痛难忍，先后泻下4次。后安然入睡，3剂则诸症消失，血压也恢复如常。

按语　胆囊炎、胆结石多属于祖国医学的“胁痛”“胃脘痛”之范畴，临床上大多分为肝气郁结型、湿热蕴结型、胆热瘀结型等，治疗无非是柴胡疏肝散、茵陈蒿汤、六号排石汤等。据笔者所见，并非完全如此，通过几年来的临床实践，摸索出以大小柴胡汤、加味逍遥散等方治疗此病，对于缓解临床症状，解除结石嵌顿者多有显效（对于经B超确诊而无临床所苦者用此方无效或效差），故不揣简陋加以整理，公诸同道。

临床分型及随症加减：

1.少阳阳明合病型。方宗大柴胡汤，加减如下：若结石嵌顿者加附子9克、丹参15克，再合以枳术汤（枳实24克、白术 12 克）；若有巩膜黄染者加茵陈 15 克（后下）、栀子 9 克、泽泻 15 克；若伴高热、咽干甚者加生石膏 30 克、甘草 6 克；若无便秘或便干者易大柴胡为小柴胡汤；若胆囊内有结石或泥沙样结石加鸡内金 12 克、郁金 15 克、海金沙 15 克、金钱草 30~60 克。

2. 肝郁脾虚血虚型，方宗加味逍遥散，方药如下：当归、茯苓、白芍、白术、柴胡各 15 克，甘草 6 克，干生姜各 6 克，薄荷 6 克（后下），丹皮、栀子各 6 克。

临床加减：若右胁胀痛或后背胀、纳差伴舌胖大有齿痕者，合枳术丸及健脾化痰丸（枳实 12 克、白术 24 克、鸡内金 24 克）；若阴虚肝郁者，易加味逍遥散为一贯煎；若有结石或泥沙样结石者仍加鸡内金（须与白术等量）15 克、郁金 15 克、海金沙 15 克、金钱草 30 ~ 60 克。

七十一、柴胡桂枝干姜汤

《伤寒论》《金匮要略》

组成 柴胡 18 克（0.5 斤），桂枝 9 克（3 两，去皮），干姜 6 克（2 两），花粉 12 克（4 两），黄芩 9 克（3 两），牡蛎 6 克（3 两，熬），甘草 6 克（2 两，炙）。

用法 水煎 2 次，分服。初服微烦，复服，汗出便愈。

使用标准 1. 口苦或口黏，往来寒热或寒多微有热，胸胁满微结，心烦不呕。

2. 口渴而小便不利。

3. 头汗出，特别是前额和发际部位汗多。

4. 大便溏泻，午后腹胀。

5. 腹诊：必有脐上悸，或可见脐下悸，虚里穴易动。

临证中若具备 1、2、3、5 或 1、2、4、5 均可用之。

医案 王 ××，女，39 岁，干部，1975 年 3 月 21 日初诊。自述乳房胀闷不适已半年余。近一月来发现乳房有肿块，经前乳房胀痛加剧，肿块明显胀大，经后乳房胀痛减轻，肿块明显缩小，情绪郁闷时，胀痛加重，心情舒畅时，则胀痛暂缓。伴胸胁胀满，口苦咽干，经期、二便正常。检查：六脉弦滑，舌体偏胖，边红如锯齿状，苔白有津。左乳房处上方有一肿块如桃核大，触之质坚韧，略有痛感，推之可移，边界不清。肿块近处，有黄豆大数粒小肿块。右乳房中上方稍偏外侧，有一肿块如大枣状，触之有痛感，质略硬。腋下淋巴结不肿大。

证属：肝郁气滞，痰湿凝结，而成乳癖。治宜疏肝清热，温化痰湿，软坚散结，方宗柴胡桂枝干姜汤：柴胡、黄芩各 9 克，桂枝、干姜各 4.5 克，天花粉 21 克，生牡蛎 15 克，炙甘草 9 克。每日 1 剂，水煎服。

服上方 20 剂后，两侧乳房肿块全消，自觉症状消失而痊愈。3 年后随访，未见复发。（《伤寒论方医案选编》第 149 页）

按语 1. 本方与柴胡桂枝汤证极近似，不易鉴别，其主要鉴别是：柴胡桂枝汤证上半身易出汗，无口干或口渴，胸胁苦满。双侧腹直肌紧张，无脐上悸。而本方是颈以上或发际易汗出，口干或口渴，胸胁苦满极轻，无腹直肌紧张，有脐上悸。（《国外医学·中医中药分册》，1987 年 3 期）

2. 关于“小便不利，渴而不呕，但头汗出”之句，后世医家见解不同，有持“津亏”者，如《伤寒挈要》；有持“水饮”者，如湖北中医药大学主编的《伤寒论选读》等。但笔者认为上面所论均有所偏，应为“津亏而有痰饮”者方为的对。根据何在呢？我们不妨对上述观点一一分析，便可窥见一斑。如《伤寒挈要》云：“小便不利，渴而不呕”为汗下后津液不足，气化不利所致，若水饮内停，必有呕吐，今“渴而不呕”，故是津亏非水结。笔者认为以呕与不呕作为是否是水饮内结，未免太绝对了。五苓散乃为治疗水饮内结之主方。《伤寒论》中有6条，《金匮要略》中有3条，但其中叙述有呕吐者仅为3条，因此单纯以“渴而呕”作为判断是否有水饮内结者是不妥的。再如“但头汗出”其注解为：“但头汗出”，周身无汗，为津液不足，不能使热外越。且又加按语说：此证但头汗出，小便不利与阳明湿热发黄颇似。所不同者，有往来寒热，与胸胁满微结，则知不属阳明。笔者认为“但头汗出”并非津液不足，而是痰饮内停，冲逆所致。日本人东洞曰：“头汗出者，是冲逆也。”而且此类病人必有脐上悸，或可见脐下悸，虚里穴易动，且桂枝、甘草又为治疗动悸之专药（见桂枝加桂汤按语），因此单纯以“津亏”来解释，也是不够贴切的。如唐宗海云：“已发汗则阳气外泄，又复下之，则阳气下陷，水饮内动，逆于胸胁，故胸胁满微结，小便不利，水结则津不升，故渴，此与五苓散证同一意也。”既然与五苓散证同一意也，仲景为何不用小柴胡汤合五苓散呢？又何必创柴胡桂枝干姜汤呢？（按：日本人山田氏认为本方是叔和按照小柴胡汤方后加减法所制成，绝非仲景方。）观小柴胡汤的方后加减法可知，加花粉乃为口干渴饮所设，其津亏之象也不言自明。故以“津亏而有痰饮内停”来解释则最为贴切。

3. 此方与大柴胡汤遥相呼应，一兼治胃实，一兼治脾寒，亦体现少阳为病影响脾胃而有寒热虚实不同。余在临床用此方治疗慢性肝炎腹胀、泄泻，带有太阴病阴寒机转，

投之往往有效。此亦治糖尿病，辨证以口渴能饮，兼有少阳诸症，而为使用依据。（《伤寒挈要》）

七十二、理中汤（丸）（又名人参汤）

《伤寒论》《金匮要略》

组成 人参（或党参15克代），干姜9克，甘草9克（炙）白术9克（3两）。

用法 上4药研末，炼蜜为丸如鸡子黄大（约重9克），日服2～3次，每次1丸，温开水送服。亦可做汤剂，水煎2次，分服。若脐上筑者，肾气动也，去术加桂4两；吐多者，去术，加生姜3两；下多者，还用术；悸者，加茯苓2两；渴欲得水者，加术，足前成4.5两；腹中痛者，加人参，足前成4.5两；寒者，加干姜，足前成4.5两；腹满者，去术，加附子1枚。服汤后，如食顷，饮热粥一升许，微自温，勿发揭衣被。

使用标准 1. 畏寒肢冷、溲清便溏。

2. 舌淡苔白滑，脉沉细或迟缓。

3. 咳血、吐血、衄血、便血。

4. 病后喜唾涎沫。

5. 心下痞塞、胸满，胁下逆抢心。

临证中若具备1～2条，再兼见其余任何一条可用之；若单纯具备第4条也可用之。

按语 临证中若具备上述使用标准的1、2、3条，当辨为阳虚失血，可将干姜改为炮姜，加黄芪30克，当归6克，阿胶12克（烊化），其效更好，此即理中补血汤。《近代中医流派经验选集》记载范文虎先生治吐血，不论呕血、咳血，常习用以下两方：一为“附子理中汤”，药用淡附子3~6克、党参9克、炒冬术9克、姜黄3 ~ 9克、炙甘草3 ~ 9克；一为“生熟地方”，药用大生地15 ~ 30克、大熟地30 ~ 60克、参三七4.5 ~ 9克、丹皮9克、荆芥炭4.5克。凡吐血不止，面色苍白，脉迟而弱者，用附子理中汤温中止血；如暴吐血，色鲜红，脉见虚数者，用生熟地方滋阴止血。

七十三、麻黄附子细辛汤

《伤寒论》

组成 麻黄4.5克（2两，去节），细辛3克（2两），附子9克（1枚，炮，去皮，破8片）。

用法 先煎麻黄去上沫，再入其他药物同煎2次，分服。

使用标准 1.外感：恶寒重，或发热，或不发热，神倦，舌淡或舌胖大，苔薄白，脉沉细或沉迟。

2.内伤：有误服或过服苦寒泻火药的病因，症见头痛、咽痛或牙痛等。若强服之，则症见加重。

医案 1.张××，女，干部，自述牙龈肿胀化脓半年余，西医诊断为牙周炎，曾服四环素、土霉素等，中药则是牛黄解毒片、黄连上清丸等。初起病情有所好转，久服则鲜有疗效，牙龈肿胀化脓可谓此起彼伏，痛苦而无以言状。在天水某医院口腔科切开排脓，病情减轻，但嗣后又发，故前来吾处求治。刻症：牙龈肿胀不红，微有发热，舌淡苔白，脉沉迟。《伤寒论》云："少阴病，始得之，反发热，脉沉者，麻黄细辛附子汤主之。"可谓病证相符，但虑其是炎症，而用辛温发散之药似有不妥，若再用清热解毒泻火诸药，只能重蹈前辙。犹豫之中忽然想起成都中医学院彭履祥教授《运用辨证施治的点滴体会》一文中记载一个咽炎病人，治疗月余，疗效不显。索观前方西药无非是抗感染消炎，中药则是清热解毒、滋阴润燥之类，如玄麦甘桔汤加马勃、射干、山豆根、板蓝根等，或地黄丸加味，但疼痛、梗阻未见好转，……辨证：系起于风热，过用苦寒，使真阳受损，火不归元，虚阳上浮之证，投麻黄附子甘草汤和三因白散等，后经调理而愈。此病人虽不是咽炎，但病机相同，已故著名老中医岳美中有言：治急性病，要有胆有识；治慢性病，要有方有守。余遵此斗胆投麻黄细辛附子汤原方 3 剂，病获痊愈，随防 2 年未发。

2. 王 ××，男，45 岁，工人，牙痛半年余，经中西医治疗，病情反复，痛甚之时要求拔牙，劝其缓解后再做定夺。患者不堪其苦，半年之中先后拔牙 3 个。此次牙痛复发又来牙科求治，余恰好在此，故邀余代为诊治。观所服之药，无非抗感染消炎、止痛之品如土霉素、四环素、去痛片等，中药则为牛黄解毒片、黄连上清丸等。自述服上药，开始时尚可缓解，近来服此药疼痛未见减轻反而加重。舌红略暗，脉沉而不数。以药测证，仍是寒凉之药服之过甚，戕残肾阳而致虚火上炎，宗麻黄细辛附子汤原方 3 剂，牙痛缓解，后新感咽痛，原方合半夏散及汤，经调理而愈。

按语　清热解毒泻火药对实热证和血证均有很好的疗效，随着中西医结合的发展和药理学研究的深入，人们又从清热解毒泻火药中筛选出抗流感病毒的如大青叶、板蓝根、二花、连翘等药，以及抗疱疹病毒的射干、紫花地丁、赤芍，抗柯萨奇病毒的虎杖、大青叶、射干，抗埃可（ECHO）病毒的鱼腥草、野菊花、夏枯草，抗金黄色葡萄球菌的牛蒡子、大黄、马齿苋、白头翁等等，为临床医生运用清热解毒泻火药提供了客观的根据。但是带之而来的是有些医生不注重辨证施治以及患者的个体差异，重用或乱用清热解毒泻火药以致轻病酿成重疾，给患者造成了不应有的痛苦。笔者曾对本方医案22例进行统计分析，发现因误治后而不得不用本方挽回者竟有6例之多，那么尚未见之于各种医刊的案例又有多少则殊难预料。有感于此，临床中乃悉心诊治，先后用本方及半夏散及汤等方治愈多人。通过这一类疾病的治疗，笔者认为应注意以下两点：

1. 详询病史及用药史，注重个体差异。询问病史及用药史，对于临床看病和处方用药均有重要意义，但是对于门诊医生，整天要应付众多的病人却非易事，余以为对病程较长，病势缠绵或虚实错杂的病人应着重询问其病史及用药史，这样才能寻找出其症结所在。如本类病人大多有过用或重用清热解毒泻火药等，而这些苦寒之剂每能损伤人体的阳气而出现阳虚虚火上炎之证的。再者人体因先天禀赋不同，有阳虚阴盛之体，也有阴虚阳盛之躯，因此处方用药更应注意，才不会犯虚虚实实之弊。

2. 见微知著，用药果敢。临床中要做到这一点是比较难的，它不仅要求医生要有扎实的基本功、丰富的临床经验，而且还要有一定的胆量方能成功。如发热和脉沉这两个症状，临床经常可见，但要恰到好处地运用本方也非易事。本方在《伤寒论》中用于太少两感之证，但在本类疾病中用太少两感来解释是不适合的，其人并非少阴本虚而感外寒，而是因为长时间服用清热解毒泻火药造成的，其辨证的关键在于阳虚而致的虚火上炎，故用本方引火归元而获效。临床中有些医生辨证很准，但处方用药却是瞻前顾后，自虑吉凶，往往是病重药轻而坐失良机，使病人无振起之望。如出血性病人，唐容川在《血证论》中提出治血四法，即止血、祛瘀、宁血、补虚，但是在治疗过程中血止之后，多不敢用活血祛瘀之药，而使病人再次出血。所以对急病、重病强调有胆有识是非常重要的。

七十四、麻黄附子甘草汤

《伤寒论》

组成 麻黄4.5克（2两，去节），甘草4.5克（2两，炙），附子9克（1枚，炮，去皮）。

用法 先煎麻黄去上沫，再入其他药物同煎2次，分服。

使用标准 1. 外感，同麻黄附子细辛汤。

2. 皮水：身面浮肿，气短，小便不利，脉浮而濡或沉而小者。

医案 陈××，女，25岁，1979年9月13日初诊。

全身浮肿4月余，腰以下肿甚，按之凹陷不起，腰痛酸重，溲少，便闭，四肢厥冷，面色灰黯，舌质胖色淡，苔白，脉沉细尺弱。盖肾主水，真阳虚衰，水气泛滥，流布四肢。治宜温阳利水，遵仲景法。

麻黄4.5克，附子9克，甘草5克，黑豆30克，车前子12克。

服5剂后，大便溏泻，小溲清长，头面浮肿先退，腰以下肿亦逊，精神转佳，面色渐润。药已中病，仍守原方，毕竟正虚，改小其制。原方麻黄减为3克，附子减为6克，继进3剂。

服药后浮肿尽消，腰冷已除，食纳正常，予金匮肾气

丸缓图善后。（《伤寒论方医案选编》）

按语　本方与上方均治太少两感之病，但轻重有异。余以为临证中有时轻重很难区别，往往也没有一个准确的衡量尺度，因此在临床中只要辨清是太少两感或阳虚外感，即可加减用之。

七十五、枳术汤、桂枝去芍药加麻黄附子细辛汤

《金匮要略》

组成 枳术汤：枳实24克（7枚），白术12克（2两）。

桂枝去芍药加麻黄附子细辛汤：桂枝9克（3两），生姜9克（3两），甘草6克（2两），大枣12枚（12枚），麻黄6克，细辛6克（2两），附子9克（3枚，炮）。

用法 枳术汤：水煎2次，分服。

桂枝去芍药加麻黄细辛附子汤：先煎麻黄去上沫，再入其他药物同煎2次，分服。

使用标准 1. 恶寒重，或发热，或不发热，神倦，舌淡或胖大，苔薄白，脉沉迟。

2. 浮肿。

3. 行痹，痛痹。

4. 腹诊：心下坚，大如盘，边如旋盘。

若单纯具备第4条，可用枳术汤。

若单纯具备第1条或第3条，或具备第1条、第2条，或第1条、第4条，可用桂枝去芍药加麻黄细辛附子汤。

医案 1. 高××，男，47岁，技师，心下痞满1周。腹诊：心下坚，大如盘，边如旋盘。舌淡红，胖大有齿痕。第以素契，知其为阳虚之体，果投桂枝去芍药加麻黄细辛

附子汤合枳术丸，2剂病告痊愈。

2. 陆×，女，24岁，全身浮肿，面色苍白，恶寒，四肢冰冷。脉象沉迟，舌苔白腻，渴不多饮。此证系阴盛阳微，水气泛溢，病名阴水。盖患者脾肾阳气素虚，水湿内蕴，脾主健运，肾主排泄，脾虚不能制水，肾虚不能排水，故水聚而成胀也。治宜消阴救阳，祛寒逐水，主以桂枝去芍加麻辛附子汤：桂枝3钱、麻黄2钱、甘草2钱、细辛1钱、附子2钱、生姜2钱、大枣10枚。连服2剂。

二诊：服药后得微汗，四肢转温，恶寒亦减，药已中病，当乘胜再追，用前方再服1剂。

三诊：恶寒已罢，小便通利，腹胀减小，脉象转缓，阳气亦有渐升之象，前方再服1剂。

四诊：上部浮肿已消，腹胀再有减小，两足仍浮，后以鸡鸣散、实脾饮出入治愈。（《福建中医医案医话选编》第二辑）

3. 刘×，女，20岁，1984年4月18日初诊。素体硕健，近3月来腹部渐大如箕，状若十月怀胎。该女既未婚配且月事也届时即潮，来诊时腹胀难忍，上至剑突，下至耻骨，按之柔软，肝脾未能触及，溲少便秘，纳谷欠馨，神情淡漠，舌淡，脉弦紧。询之方知家中不睦，情志抑郁，初未介意，也未医治，故腹胀如此。先予芳香理气之品10剂无效。正踌躇疾甚无措时，忽忆仲景有转大气一法，急以桂枝去芍药加麻黄细辛附子汤加味予服：桂枝10克，麻黄、防风、桔梗、生姜各8克，制附片、细辛、炙甘草各3克，红枣

3枚，5剂。二诊：药后腹鸣气动，肿势日渐消减，食纳有增，溲便得畅。后予原方再进5剂即愈。

按：腹胀之疾虽有水、气、血之别，但三者又不可截然分开，或水气互结，或气滞血瘀，或水气血三者混为一家。然胀之初起，以水气交结不解者为多。水气一结，痞阻上下，阳气被遏而失温煦运行之力，水气则滞结日益转剧，遂致腹部膨隆，渐大如箕，但按之柔软中空。虽疏肝解郁，健脾行水不为功，诚如张三锡曰："腹胀属寒者多，属热者少，故治胀每用辛温散气之药多效。即使湿热作胀，亦必赖辛温以散气，气散则胀满亦宽"（《医述·卷八肿胀》）。故只利水行气徒劳矣，治此者当宗仲景"大气一转，其气乃散"之法，然转大气绝非理气之品所能为，必借辛温通阳之剂，使郁遏之阳气获释，升降运行自如，方能使滞结之水气消无芥蒂，故仲景桂枝去芍药加麻黄细辛附子汤诚为此病证有效之方也。（《新中医》，1987年4期）

按语 1. 仲景于气分心下坚大如盘者，出其两方，一方治阴气凝结于心下，用桂枝去芍药加麻黄细辛附子汤，一方治水饮痞结于心下，用枳术汤。本文合而论之，其意自明，学者当于此处留心。

2. 桂枝去芍药加麻黄细辛附子汤乃桂枝汤去苦酸微寒之芍药，合助阳解表之麻黄附子细辛汤而成。专取辛甘发散，温热通阳之品于一炉，功擅温阳散寒，化饮解凝，通阳利气，宣肺解表。故阳虚感寒、风寒痹痛、肺气失宣、水气互结等所发生之诸疾，均可用此方。

七十六、附子汤

《伤寒论》《金匮要略》

组成 附子18克（2枚，2炮，去皮，破8片），茯苓9克（3两），人参9克（2两），白术12克（4两），芍药9克（3两）。

用法 先煎附子30分钟，再入余药，煎2次，分服。

使用标准 1. 身体痛，手足寒，骨节痛，脉沉。

2. 口中和（指口不干、不渴、不苦），背恶寒。

临证中只具其一便可使用。

按语 1. 从本方的使用标准可以看出，其病理症结主要是阳气虚衰，阴寒凝滞，乃属少阴阳虚证的范畴。正如柯韵伯所说："此大温大补之方，乃正治伤寒之药，为少阴固本御邪之第一剂也。"这里应注意与下列两种病证相鉴别，其一是"背恶寒"，阳明病白虎加人参汤证也可见之，但彼则阳热内炽，汗出太多而致表气不固或津气两伤所致，且有一系列燥热症候，此则阴寒内盛、阳气不能外布，以致体表御寒无力使然，并有一派阳虚阴盛之象，两者病因病机迥别。其二是"身体疼痛，骨节疼"与太阳伤寒证相似，其鉴别点在于附子汤证手足寒而不温，脉沉而不浮。临床之际，应加注意。

2. 观仲景用附子之法，凡亡阳急证，需温经回阳的，

多用生附子；意在止痛的，多用炮附子，但应以寒湿病因为准。本方与真武汤相比，倍用术附，其意自明。

3. 本方温补元阳，健脾除湿，运用于杂病之中，对沉寒痼冷久病不愈者，稍加化裁，多能取效，可见经方异病同治之妙，临证中可参考用之。

七十七、真武汤

《伤寒论》

组成 附子9克（1枚，炮，去皮，破8片），茯苓12克（3两），白术8克（2两），白芍9克（3两），生姜9克（3两，切）。

用法 水煎2次，分服。

使用标准 颜面晦暗，头晕目眩，全身或四肢浮肿，肢冷怯寒，心悸气短，神疲纳差，小便不利或小便清长，舌淡苔白，脉沉细或无力。

医案 刘××，男，53岁，于1961年11月24日诊治。

急性阑尾炎住院手术治疗，虽经大量运用多种抗生素合并外治，3月余手术伤口不能愈合，继服清热解毒中药及阳和汤多剂无效而来院就诊。

症见：右少腹部伤口晦暗，不红不肿，色淡而不泽，流淡灰色脓水，疼痛入夜尤甚。经常腹中肠鸣隐痛，大便溏薄，日3～4次，腰背酸痛而凉。面色青黑，精神萎靡，少气懒言，舌淡多津，四肢厥冷，脉沉细无力。此术后年老体弱，阳虚不能化气行水致伤口久不能敛。治宜温肾复阳，燥湿托毒。方用：茯苓30克、炮附子15克、白术30克、黄芪30克、苍术30克。服5剂后，泄止痛减；继服30余剂，创口愈合，诸症悉除。（《新中医》，1980年5期）

按语　1. 本方是治疗少阴病阳虚水泛之代表方。少阴属心肾两脏，统水火之气。心肾相交，水火相济，才能维持人体正常的生理活动。若肾阳虚衰，气不化水，则阴寒内盛，水气为患。由于水气散漫，或聚或散，或上或下。如水气上逆，清阳被蒙，则头晕目眩；水气凌心，则心悸怔忡；水气流溢肌肤，则身面浮肿，水气犯胃，则恶心呕吐，泛清水；水气射肺，则咳喘；水气下渍肠道，则下利腹痛，水气四散则肢体沉重疼痛，等等。上述症候可见于急慢性肾炎、尿毒症、心源性水肿、慢性支气管炎、肺气肿、耳源性眩晕、慢性肠炎等疾病，因此真武汤应用的机会颇多。笔者曾对45例真武汤医案进行了统计分析，发现用此方可治20余种疾病，其使用标准也是由此而来的，因此临床上不论是何种疾病，只要具备其使用标准，皆可加减用之。

2. 已故著名中医赵锡武运用本方堪称斫轮老手，用此方配合治水三法治疗充血性心力衰竭，可谓独具慧眼，此处录之，供临床参考。

《素问·汤液醪醴论》所提出的治水三法乃指“开鬼门”“洁净府”　“去菀陈莝”，下面分别叙述。

（1）配合开鬼门法的运用。开鬼门法乃指宣肺透表，使肺气得宣，营卫因和，以求“上焦得通，濈然汗出”。故以真武汤为主，配合越婢汤，肺热者配麻杏石甘汤，此即心衰Ⅰ号方（方名自拟，下同）。

（2）配合洁净府法的运用。意在行水利尿，使水行消肿，其作用在肾。若右心衰竭，腹水严重小便不利，以真武汤为主配用五苓散加车前子（包）15 克，沉香、肉桂各 9 克（后下）。此法的变通方是消水圣愈汤（药味：桂枝去芍药加麻黄附子细辛汤加知母，亦可酌情加用防己等），此即心衰Ⅱ号方。

（3）配合去菀陈莝法的运用。意在散瘕通络，活血化瘀，作用部位在脉，在真武汤强心扶阳基础上佐以桃红四物汤去生地加藕节、苏木等，此即心衰Ⅲ号方。

心力衰竭并见心律失常者颇多，治疗甚是棘手。若阴虚者配用炙甘草汤加生脉散，阳虚者重用真武汤配茯苓甘草汤；其水气凌心烦躁不安，心动悸者配用桂枝龙骨牡蛎汤。（《赵锡武医疗经验》）

七十八、四逆汤

《伤寒论》《金匮要略》

组成 附子9克（1枚，生用，去皮，破8片），干姜6克（1.5两），甘草6克（2两，炙）。

用法 水煎2次，分服。

使用标准 四肢厥逆，神疲欲寐，舌淡苔白滑，脉沉迟细弱。

禁忌证 本方所治四肢厥逆，是属阳虚阴厥之证，若邪热内郁，阳气被遏，不能外达四肢而引起的四肢厥冷，乃阳厥之证，忌用本方。

医案 治徐国桢，伤寒六七日，身热目赤，索水到前，复置不饮，异常大躁，将门牖洞开，身卧地上，辗转不快，更求入井。一医汹汹，急以大承气与服。喻诊其脉，洪大无伦，重按无力，谓曰："此用人参、附子、干姜之症，奈何认为下症邪？"医曰："身热目赤，有余之邪，躁急若此，再与姜、附，逾墙上屋矣。"喻曰："阳欲暴脱，外显假热，内有真寒，以姜附救之，尚恐不能胜回阳之任，况敢以纯阴之药，重劫其阳乎？观其得水不欲咽，情已大露，岂水尚不欲咽，而反可咽大黄芒硝乎？天气燠蒸，必有大雨，此症顷刻大汗，不可救矣。且既认大热为阳证，下之必成结胸，更可虑也，唯用姜、附，所谓补中有发，并可散邪退热，一举两得，不必疑虑。”以干姜、附子各15克，人参6克，甘草9克，煎成。冷服后，寒战戛戛有声，以重绵和头复之，缩手不肯与诊，阳微之状始见，再与前药一剂，微汗热退而安。（《寓意草》）

按语 1. 四逆汤证在热性病中，经常可见，临证遇之，便可毅然使用，不必多虑。纵然还有一些热性症状未消失，不妨略加反佐药治之，因阳证转阴的危险性很大，回阳救逆不但刻不容缓，而且往往要九牛二虎之力方可达到目的。服回阳剂以后，如微有烦渴，给以小剂生脉饮便行。若真正化热，一帖清凉剂也就收功。但阳回以后，寒凉药总不宜轻于使用，须防阴气复盛，阳又消沉，可使前功尽弃，这是生死之关键所在，临床最宜注意。另外阳虚阴极的患者，服热药，有的会发生格拒现象，可以采取热药凉服的办法。

2. 凡四逆汤证而见心下痞硬、脉微欲绝，审其症是得于呕吐。下利、大汗、亡血、亡津液者，可与本方加人参9克（1两），此即四逆加人参汤。若用以抢救心源性休克、中毒性休克、失血性休克以及其他疾病出现循环衰竭，中医辨证属阳气虚脱，尤其是阳亡阴竭者，可与上方中加白术12克、桃仁6克、红花6克，此即急救回阳汤（《医林改错》方），可有较好疗效。诚如王清任在其方歌中所说：“见真胆雄能夺命，虽有桃红气无伤”。

3. 若四逆加人参汤证又见心下悸、烦躁、身瞤动者，可在其方中加茯苓12克（4两）以治之，此即茯苓四逆汤

(《伤寒论》方)。(注：本方的药味比四逆加人参汤多一味茯苓，但它所主治的症候并不像四逆加人参汤那样急迫，且因每次服量较小，所以，假使亡阳厥逆的症情真严重，其中姜、附、参的剂量就要相应增加一些，才可促使药方足以发挥治疗作用。)本方的药力较真武汤为胜，又阳虚水肿亦可运用本方。正如《类聚广义》说，本方能“治诸久病精气衰惫，干呕不食，腹痛溏泻而恶寒，面部四肢微肿者。”

4.《医方论》云：“四逆者，必手冷过肘，足冷过膝，脉沉细无力，腹痛下痢等象咸备，方可用之，否则不可轻投。”这与白虎汤的内真热外假寒的厥逆证可资区别。白虎汤的厥逆证为手冷不过肘，足冷不过膝，且脉洪大有力，临证中不可不知，否则不啻落井而又投石。

七十九、当归四逆汤

《伤寒论》

组成 当归9克（3两），桂枝9克（3两，去皮），芍药9克（3两），细辛9克（3两），甘草6克（2两，炙），木通6克（2两），大枣25枚（25枚，擘）。

用法 水煎2次，分服。

使用标准 手足厥冷或小腹部发凉，舌淡苔白，脉沉细或沉细欲绝。

按语 1. 本方临床多用，笔者曾对38例当归四逆汤医案（包括当归四逆加吴茱萸生姜汤医案）进行了统计分析，发现本方可用于内、外、妇、儿及眼科，治疗达14种疾病之多。但是运用本方之共同点均为手足厥冷或小腹部发凉，舌淡苔白，脉沉细或沉细欲厥，因此本方的使用标准也由此而来，临床中不论见诸何病而具备上症者皆可用之。

2. 关于本方辨证和使用的着眼点，重庆陈源生医师在《当归四逆汤的临床运用》一文中指出："凡厥阴受寒、血虚而肝火不足所致多种杂病，只要辨证确非肝阴不足，肝家伏热者投之可收异病同治、一方多用之效。运用当归四逆汤必须把握阴阳两大纲，明辨寒、热、虚、实，凡身寒肢冷，少气懒言，口不渴，大便不秘，小便清长，面色无华，口唇淡白，甚或发绀，舌质淡，脉沉细，或迟或弱等阴证阴脉者宜之。若出现身热口渴，心烦口苦，咽干目眩，溺黄便秘，舌质红，脉浮、数、滑、大等阳证阳脉者当忌之。此外还须注意弦脉、细弦、迟弦为肝虚肝寒之脉象，弦细而数、弦数、弦大而数为肝虚伏热、肝热、肝火之脉象，前者相宜，后者当忌。”

八十、白通汤

《伤寒论》

组成 葱白4根（4茎），干姜9克（1两），附子9克（1枚，生用，去皮，破8片）。

用法 水煎2次，分服。

使用标准 头项痛，面赤如妆，烦躁，四肢厥冷，腹痛下利，脉微者。

按语 日本人山田氏认为，白通是人尿的别名，此方应加入人尿为主药。方龙潭说“童便能使阴与阳合，血气和平”，丹溪说“人尿滋阴降火”，那么，加入人尿配葱白以治头项痛、面赤如妆等气逆诸症，其疗效当较胜。

本方所主是既厥且逆的重症，四肢厥冷、下利腹痛、脉微，是寒厥，头项痛、面赤如妆、烦躁是气血上逆，用姜、附以回阳，用葱白以通阳，用人尿以引血下行，其总的目的不外挽救厥逆，防其阴阳离决而已。此时如再失治，厥逆不回，转眼之间，就会胸中痞塞不通、干呕、烦躁、呃逆、脉微欲绝，而到阴绝于下、阳越于上的阶段。此时要用白通加猪胆汁汤背城借一，要以心下痞塞为标准耳。此病已到死亡边缘，能否挽回，殊难预料。若服此药后其“脉暴出”（即由原来厥逆无脉，变为突然浮大躁动，重按则无），是阳亡阴竭，孤阳为根的凶象，预后恶劣；若脉“微续”

（即脉搏由无逐渐恢复），是阳气渐复，阴寒渐退的吉兆，预后尚良。

八十一、吴茱萸汤

《伤寒论》《金匮要略》

组成 吴茱萸9克（1升，汤洗7遍），人参6克（3两）（或党参12克代），大枣5枚（12枚，擘），生姜18克（6两，切）。

用法 水煎2次，分服。

使用标准 若见舌淡，苔白滑，脉弦迟而又兼有下列各症之一者，皆可用之。

1. 脘腹作痛，食谷欲呕，吞酸嘈杂。

2. 巅顶头痛，干呕，吐涎沫。

3. 吐利，手足厥冷，烦躁欲死。

4. 呕而胸满者。

按语 1.《内台方议》云："干呕，吐涎沫，头痛，厥阴之寒气上攻也；吐利，手足厥冷者，寒气内盛也；烦躁欲死者，阳气内争也；食谷欲呕者，胃寒不受食也。此三者之证，共用此方者，以吴茱萸能下三阴之逆为君；生姜能散寒为臣，人参、大枣之甘缓，能调和诸气者也，故用之为佐使，以安其中也。"临证据此则思路可开，应用是较为广泛的。如急性胃肠炎、溃疡病、慢性肝炎、神经性呕吐、偏头痛、高血压、心脏病、妊娠恶阻等，在病程中呈现肝胃虚寒、浊阴上逆者，本方均有应用之机。如运用得当，常有显著疗效。然医必有方，亦当医不执方，贵在随证灵活化裁。如阳虚恶寒甚加附子；血虚加当归；呕吐加半夏、丁香；腹胀加白蔻；吞酸加瓦楞子、牡蛎；胃寒痛加高良姜、制香附；虚甚重用党参。由此可见，运用古方，必须精通经典，并与实践相结合，学古而不泥古，方能有所创新。

2. 本方中生姜剂量大（6两）是其特点，方剂歌诀云："吴茱萸汤人参枣，重用生姜温胃好"，可谓明察，临床须加注意。

3. 注意服药方法。对某些呕逆严重的患者，可采取冷服，以免导致格拒呕吐。另外本方服后，可有胸中难过、头痛增剧或眩晕，但短暂就可自行消失，故服药后宜稍加休息，借以减轻反应。

八十二、黄连阿胶汤

《伤寒论》

组成 黄连9克(4两),黄芩6克(2两),白芍9克(2两),鸡子黄2枚(2枚),阿胶9克(1两,一云三梃)。

用法 先煎前3味,煎2次,以药汁烊化阿胶,再入鸡子黄,搅匀,分服。

使用标准 心烦不寐,口干咽燥,舌红绛少津,脉细数。

医案 1.张××,女,32岁,青溪乡沙江头人,农民。

素体壮实,此次月经过多,前医治之罔效,邀吾师往诊。患者自诉:初起经来量多,血色深红,间有紫红血块,两日后,血下如崩,曾易医数人,服药多剂,治疗乏效,近日更增心烦失眠,迄今已7天。患者脸红唇干,自言心中烦乱难耐,以致片刻不寐,闭目则头汗如雨,精神疲惫不堪,口苦不渴,舌红少苔,脉象细数。此乃下血过多,肾阴亏损,心火上炎,治宜滋阴降火,投黄连阿胶汤原方:川黄连13克、黄芩10克、白芍30克、阿胶20克、鸡子黄2枚。先煎前3味,取汁入阿胶烊化,再入鸡子黄搅匀微温服。服1剂后,血崩减半,业已得寐,2剂痊愈。(《新中医》,1984年12期)

2.某女,2岁。患慢性菌痢近1年,经用多种抗生素治疗无效。症见大便稀溏,有时伴黏液,日解3~4次,有后重感。食欲极差，虚烦不眠，形体消瘦，面色萎黄不华，精神不振，双目失明已半月。西医眼科诊为“早期角膜软化症”。舌光红无苔少津，指纹紫红，脉象沉细而数。

辨证：肠中湿热未已，痢久而致肝肾阴虚，中气下陷，心火独旺，拟黄连阿胶汤加减。

处方：黄连2.1克、黄柏6克、生白芍15克、阿胶9克（烊化）、鸡子黄1枚（冲）、西洋参4.5克（另煎冲服）。

10余帖痢止，双目复明而基本告愈……（《伤寒论方医案选编》）

按语　本方所治的乃为阴虚火旺、心肾不交所引起的心烦不寐，口干咽燥，舌红绛少津，脉细数等症，亦可治久痢耗伤阴血、崩漏、便血以及急性热病后期阴液亏耗、热邪未消而见上症者。仲景立黄连阿胶汤，苦寒与咸寒并用，苦寒上泻心火，咸寒下滋肾水，俾心肾相交，坎离既济，心烦不寐可解，此即“泻南补北”的治疗方法，并为后世滋阴清热法开了先河，对温病治疗学的影响更为深刻。如清·吴鞠通《温病条辨》下焦篇用本方治疗“少阴温病，真阴欲竭，心中烦，不得卧”即导源于此。

八十三、半夏散及汤

《伤寒论》

组成 半夏（洗）、桂枝（去皮）、甘草（炙）各等分。

用法 上3味，各别捣筛已，和匀，每服2～3克，白开水送下，日3次，或以散剂4～6克，水煎，去滓，少少咽之。

使用标准 咽喉肿痛初期而排外白喉及烂喉丹痧等。

医案 竹××，女，32岁，1977年8月2日。患者发热咽痛数日，脉细而软，并无数急之象，皮肤凉润，舌苔薄白微黄质红。曾服寒凉药不效，现仍咽喉灼痛，吞咽困难，喉中咳出痰色如脓血，微热不退，头目昏痛。此病曾反复发作，此次尤甚。查见患者神情痛苦，视之咽部可见重度充血，局部黏膜下有出血点，双侧扁桃体Ⅱ度肿大，表面脓点且已破溃，咽后壁淋巴滤泡增生。处方：半夏9克、桂枝9克、炙甘草9克。上3味用水2碗烧开，下药煮三五沸，勿久煎，频频含咽，半日尽剂。次日来诊，微热已清，神情舒展，告曰：药含入口，顿觉爽快。视之扁桃体已明显缩小，红肿减轻，但溃破处未愈合，守原方。服时加食醋少许，2剂痊愈。（《新医学资料》，1977年3期）

按语 1.《伤寒论》云：“少阴病，咽中痛，半夏散及汤主之。”章虚谷注曰：“少阴之脉其直者上循咽喉，外邪入里，阳不得伸，郁而化火，上灼咽痛，仍用辛温开达，使邪外解，则内火散，此推本而治也。若见咽痛而投寒凉，则反闭其邪，必致更重。”尤在泾注曰：“盖少阴客邪，郁聚咽嗌之间，既不得出，复不得入，设以寒治，则聚益甚，投以辛温，则郁反通，《内经》：‘微者逆之，甚者从之’之意也。”近贤唐容川曰：“此言外感风寒，客于会厌，于少阴经而咽痛，此证予多见矣，喉间兼发红色，并痰涎声音嘶破，咽喉颇痛，四川此病多有，皆知用人参散即愈，盖即仲景半夏散及汤之意也。”综上所述，本证的病机是寒客少阴，阳郁化热，循经上逆，故病咽痛。图治之法，当以温散寒邪，俾阳郁得伸，少阴经气调和，咽痛自解。且半夏治咽痛，桂枝疗喉痹，本草早有记载，所以《千金方》《类方准绳》《外台寿世方》沿用此方治咽喉痛，获效甚著。近人陆渊雷用以治急性咽炎、扁桃体及周围炎症等亦取良效。然今人治咽痛，喜用甘凉清润，动辄玄参、地、麦之类，或大剂银翘、板蓝、牛蒡之属，恶用温燥，须知咽痛除白喉及烂喉丹痧等不宜采用辛温药物外，一般咽喉疾患的初期很多要用辛温发散药者，尤以治急性喉痹为然。《内经》说：“一阴一阳结谓之喉痹”。对于结气喉痹的初期，如误用寒凉药，其肿不但不能减轻，相反地会使肿痛更加恶化起来。本方对于喉痹初期出现上述症候者，实有很好疗效，如红肿甚，可加一味射干取效。

2. 若喉痹肿痛，多黏液烦闷者，或肺痈咳嗽，胸满振寒，咽干不渴，时唾腥臭浊痰者，可用桔梗汤：桔梗 9 克（1 两），甘草 6 克（2 两），或用本方加味治之。本方尚可治声音嘶哑以至声音不出之症。如杨 ××，男，45 岁，工人，几天前患风热感冒，服药诸症向愈，但觉声音嘶哑，以至声音不闻，曾肌注青霉素等不效，要求中医治疗。症见咳嗽有痰，舌淡红、苔薄黄，脉弦。《经验秘方》云：治喉咽郁结，声音不闻，大名安提举神效方（于本方加诃子），故宗之。桔梗 9 克、甘草 6 克、诃子 9 克，1 剂则声音能出，3 剂则说话如常。

3. 上述二方，一为少阴客寒，一为少阴客热，病机不同，治法有别，勿以其病轻、方小而忽之。君不见，本症因失治、误治而导致慢性痼疾者亦为不少，故临证中应审慎辨证，准确用药，方不为误。

八十四、柴胡芍药枳实甘草汤

《伤寒论》

组成 柴胡、芍药、枳实（破、水渍、炙干）、甘草（炙）各等分。

用法 上4味，捣筛为散，每日3次，亦可各用9克，做汤剂服。

使用标准 1. 手足厥冷或四肢不温。

2. 胁下痛或胃脘胀痛或腹痛。

3. 食欲不振或恶心呕吐。

4. 小便短赤、大便不爽。

5. 舌淡红，苔薄白或薄黄，脉沉弦或沉数有力。

6. 腹诊：胸胁苦满，左右腹直肌紧张如二根棒。

若具备1、4、5、6或2、3、5、6皆可用之。

按语 1. 现今通行的赵开美本《伤寒论》少阴病篇第318条记载："少阴病，四逆，其人或咳，或悸，或小便不利，或腹中痛，或泄利下重者，四逆散主之。"并载四逆散由炙甘草、枳实、柴胡、芍药组成。历代医家对本条方证的真伪争论不休，由于上方在临床中运用甚广，因此有必要澄清谬误以示同道。

按《伤寒论》六经辨证，少阴病主证的主要病机是阳气衰弱，正治之法必然是温补阳气。本条“少阴病，四逆”正合于斯，但赵本却推出柴甘枳芍，与温阳之法毫不相关，令人费解。历代医家对此展开了争论，认为主证有误的，如柯韵伯主张将“泄利下重”移至“四逆”之后；李士材提出“虽云四逆，必不甚冷，或指头微温，或脉不沉数”，以改主证协调方与证之间的矛盾；认为病机当是肝气郁结，阳郁于里，不能达于四末的，如刘渡舟认为：“此证之厥逆，既无可温之寒，又无可下可清之热，当治以四逆散疏达阳郁。”也有认为“四逆散治高热厥逆，主要用于外感邪热传里，或饮食失节，湿热内滞，肝脾失调，气机不利，壅滞中焦，邪不外达所致之高热、肢厥、腹胀或大便滞下，舌红苔薄，脉弦数等症。取其清透郁热，疏肝理脾之功。并认为，原文中的‘四逆’，当是此类证候之四肢厥逆。”笔者认为上述论点均值得商榷。柯氏之说未能说明柴甘枳芍为何能治“四逆”；李氏改证亦显牵强；后一种病机之说似乎很有道理，尚有二例验案佐证，但既为肝气郁结，为何还要冠以“少阴病”之名？若是为了鉴别，为何不将更似少阴病四逆的当归四逆列于此？且果属阳郁不舒，何以在或然证之腹中痛时加附子一枚？种种疑问说明，用以方测证，变通主证、病机的方法来研讨本条，是难以立论的。唯近人王景唐、刘心毅氏者独识其证，超出诸家，认为四逆散当由四逆汤或四逆加人参汤改为散剂，而柴甘枳芍等方名为柴胡芍药枳实甘草汤，用于少阳病胆气不降之证，论述更中肯綮。余叹其胆识兼备，学有渊源，故参以己见，详列于后，望同道雅正。

余以为对于《伤寒论》有些条文若用以方测证，变通主证、病机的方法来研讨而难以立论者，不妨从版本方面来研究，也许会收顿开茅塞之效。如本条桂林本《伤寒杂病论》提出四逆散由炙甘草、附子、干姜、人参组成，改四逆加人参汤为散；《伤寒杂病论义疏》所载四逆散其药物是附子、干姜、炙甘草完全是四逆汤，不过是改为散剂。笔者认为这些观点很有见地，符合《伤寒论》的立方宗旨。在《伤寒论》中，同一方名而剂型不同者，不乏其例。抵当汤改为抵当丸，药无增减，只消减其量，以治太阳蓄血证病深而势缓，不可不攻，又不可峻攻之证；大陷胸汤改为大陷胸丸，增其利肺之杏仁、葶苈，以蜜为丸，每服如弹丸一枚，药量减轻，峻药缓攻，以治在胸之痰热互结。仲景治病，凡病机相同而病势较缓者，当以丸药缓图。少阴病之主证也有急缓之分，急者如四逆汤、四逆加人参汤、白通汤、通脉四逆汤等证，缓者如本条所示。本条所列之证，除具有少阴病脉微细，但欲寐外，只兼四逆一证，故改四逆加人参汤为散，或改四逆汤为散，白饮和服，缓缓图之，因其主治少阴病四逆，故定名为四逆散。如此该条文之病机、病势、方药及服法丝丝入扣，使人诸疑顿释。究其每服剂量之小，乃是方中之附子生用有大毒，不可不小也。四逆散既由炙甘草、附子、干姜、人参所组成，那么柴甘枳芍四药义当何用呢？桂林本《伤寒杂病论》中直称此四药为柴胡芍药枳实甘汤，列于“少阳篇”和“伤风脉证并治篇”中。所主之证在前一篇中为“少阳病，气上逆，今胁下痛，甚则呕逆，此为胆气不降也。”在后一篇中为“风病……若流于腑，则口苦，呕逆，腹胀，善太息。”《伤寒杂病论义疏》在少阳篇也载：“少阳病，气上逆，今胁下痛，痛甚则呕逆，此为肝胆不降也，柴胡芍药枳实甘草汤主之。”这两书所列之证与临床广泛使用柴甘枳芍治疗肝（胆）胃不和之证十分吻合，而且笔者曾对33例柴胡芍药枳实甘草汤医家进行了统计分析，也证明了这一点。但是若用其治疗厥逆证，当具有小便短赤，大便不爽，舌淡红，苔薄白或薄黄，脉沉弦或沉数有力者方为的对。因此我们可以肯定地说，赵本《伤寒论》第318条所载四逆散之方证，其证为真，其方为伪，四逆散应是四逆加人参汤为散或四逆汤为散，柴甘枳芍当直称柴胡芍药枳实甘草汤，列入少阳篇以治胆气不降之证。

2. 重庆市第一中医院陈源生老中医应用本方经验颇多，兹据介绍，摘要以供参考。他每用本方如黄荆子，名四逆黄荆散，以此为基础方，随证加减。如胃脘痛属肝胃不和者，方用四逆黄荆散加青陈皮、香附、郁金；肝脾不调者，合香砂六君子汤；肝郁气滞，血瘀胃络者，合失笑散；腹痛属寒者，去枳实加官桂，或合七气汤；气痛者，合天台乌药散；瘀血痛者，合手拈散；食积痛者，合保和汤。痢疾初起，下痢赤白，腹痛，里急后重，肛门灼热，尿赤，苔腻，脉弦或浮弦者，合香连丸；若下痢赤色者，再加地榆；若下痢色白者，再加桔梗。疝气属热者，加金铃子、栀仁、橘核；属寒者，加官桂、乌药、葫芦巴、橘核。急腹症：阑尾炎可加红藤、苡仁、败酱草、蒲公英；胆囊炎可加郁金、茵陈、山栀、金铃子、金钱草、过路黄、鱼腥草等；胆结石可加虎杖、金钱草、栀子、郁金、鸡内金、焦楂、芒硝、玉米须、琥珀等；胰腺炎可加金铃子散、钱线草，或宗大柴胡汤。肝炎、肝硬化有肝胃不和临床表现者，以四逆黄荆散加梅花、鱼鳅串为基本方，随证增损；肝硬化或肝脾肿大，肝区痛，有肝胃不和者，加丹参、鳖甲、鸡内金、莪术，或合泽附理肝汤（泽兰、香附、丹参、白芍、麦芽、甘草）。胸痛、胁痛属肝郁气滞者，加金铃子散；属气滞血瘀者，加血府逐瘀汤。妇女月经延后，属气滞血瘀者，宗逍遥散治之。经痛属气滞血瘀者，合失笑散或手拈散。盆腔炎属气滞者，加败酱草、泽兰、蒲公英、益母草；血瘀者加桃仁、五灵脂、泽兰。颈淋巴结肿大，初起属痰凝气滞者，加夏枯草、半夏、七叶一枝花；若兼低热，属颈淋巴结核者，合消瘰丸加葎草、首乌。

八十五、白头翁汤

《伤寒论》《金匮要略》

组成 白头翁 12 克（2 两），黄柏 9 克（3 两），黄连 9 克（3 两），秦皮 9 克（3 两）。

用法 水煎 2 次，分服。

使用标准 身热口渴，腹痛，下痢赤白脓血，里急后重，肛门灼热，小便短赤，舌红苔黄，脉弦数或滑数。

禁忌证 虚寒下痢忌用。

医案 朱 ××，男，32 岁，未婚。过去曾行脾脏截除术及阑尾切除术，于 1957 年 11 月 24 日来我院内科住院治疗，诊断为肝硬化。主诉：三四天来，尿量减少，微有发热、恶心、纳减。于 29 日抽腹水，至 12 月 31 日，一月内计放水 8 次。1 月 2 日起，改服中药，初亦不见大效，仍继续放水 5 次。连服至 1 月底，才能控制其腹水之成聚，患者聚水的速度可称少见，而其病势之骤暴猛烈，亦属罕有。治疗经过：1 月 2 日诊视，腹胀如鼓，青筋怒张，脐突，腰粗，胁痛，心悸，气短喘促，大便一日 2~3 次，或溏或干不爽，小便黄赤，滴沥不畅。舌红苔厚，色嫩黄，罩灰腻，脉象弦滑。参考西医诊断，为肝硬化门静脉高压症。拟诊断此证是木贼土败，土残水滥，湿热祟聚，壅塞不通的单腹胀。主用扶脾泄肝、疏利气血、泄化湿热，佐以逐水之法：土炒白术、当归须、制香附、五灵脂、黑白丑、香橼皮、冬瓜皮、茵陈、黄芩、黄柏、木通、大腹皮、车前子等为煎剂。白术1份，芫花0.3份，甘遂0.3份，研末糊丸，吞服，每服3克，日两服。服药后，虽得峻下，而腹水仍易潴留，仍赖放水以解除痛苦。后即停服丸药，于前方参以补中益气法，并重用泽泻、猪苓等淡渗分利之品，连续服药一月余，腹胀未停止发展。3月12日转中医科。此时腹大依然，满腹觉热，绷急积水之势已除。症见腹痛欲便，便意勤迫，黏腻不爽，肛门灼热，小便黄少，苔脉如前，纯属厥阴蕴热，太阴积湿，互相郁蒸之象。因拟白头翁汤、香连丸加淡芩、黑栀、青陈皮、枳壳、白术、车前子、泽泻等治之，膨胀逐步消失。3月16日发现患者右乳房及右耳后生疽3个，根脚僵硬，红肿疼痛，形寒高热，乃注射青霉素，服银翘、黄连解毒剂，刀刺泄脓，外疡经旬先平，又转大便泻下，腹痛鸣响，2小时7～8次，纯下稀水，灼热异常。仍以原法苦泄淡渗，佐以四君培脾（此时脉现间歇者三日）调理半月而愈。自此蕴湿、蕴热、水气诸邪尽行涤除，4月17日出院。（《江苏中医》，1958年5期）

按语 1.白头翁汤是治疗热痢之祖方，古往今来，通过反复的临床实践，证实疗效可靠显著，可谓屡试不爽。本方加甘草、阿胶，《金匮要略》名曰白头翁加甘草阿胶汤，原治产后血虚而患热痢下重，下痢脓血，腹痛里急者，现亦用于血虚热痢或热痢伤阴者。若将本方去黄连、黄柏，易生山药1两、生地榆3钱、生杭芍4钱、甘草2

钱、旱三七 3 钱（轧细）、鸦胆子 60 粒（去皮），乃《医学衷中参西录》之通变白头翁汤，用于热痢下重腹疼及久痢之人。用法：上药 8 味，先将三七、鸦胆子，用白蔗糖水送服一半，再将余煎汤服。其相去之时间，宜至半点钟。所余一半，至煎汤药渣时，仍如此服法。若治痢久，脓血腥臭，肠中欲腐，兼下焦虚惫，气虚滑脱者，可用三宝粥（《医学衷中参西录》），方药如下：生山药 1 两（轧细）、三七 2 钱（轧细）、鸦胆子 50 粒（去皮）。用法：上药 3 味，先用水 4 盅，调和山药末煮粥。煮时，不住以箸搅之，一两沸即熟，约得粥一大碗。即用其粥进服三七末、鸦胆子。

2. 本方尚可治疗湿热带下，且获效甚捷。如魏平孙指出：湿偏重者配以苍术、茯苓、生苡米、苦参；血热偏重者佐以赤芍、丹皮、银花、生地；气滞者，佐以解郁理气之品。阴痒甚者，加用外洗方。（《中医杂志》，1987 年 3 期）

八十六、桃花汤

《伤寒论》《金匮要略》

组成　赤石脂30克（1斤，一半全用，一半筛末），干姜9克（1两），粳米30克（1升）。

用法　赤石脂(一半量)、干姜、粳米三药同煎，米熟后，倾出汤汁，调入赤石脂末（另一半量），分服。

使用标准　下痢脓血，脓血暗淡不鲜，甚则大便滑脱不禁，经久不愈，腹痛喜按喜温，舌淡苔白，脉沉迟或微细。

禁忌证　实热下痢，内有积滞者忌用，以免闭门留寇，恋邪为害。

按语　本方去粳米，改干姜60克，再加石榴皮15克、阿胶9克（烊化）、黄柏6克，名安石榴汤（日本验方）。方以干姜为君，不但可温脾阳，亦可暖肾阳，黄柏佐干姜之燥，阿胶滋养阴血，赤石脂、石榴皮固涩止泻，用于治疗脾肾阳虚的五更泄效佳。

八十七、乌梅丸

《伤寒论》《金匮要略》

组成　乌梅300枚，细辛6两，干姜10两，黄连16两，当归4两，附子6两（炮，去皮），蜀椒4两（出汗），桂枝6两（去皮），人参6两（或党参代），黄柏6两。

用法　乌梅用50%的醋浸一宿，去核打烂，和余药打匀，烘干或晒干，研成末，加蜜为丸，每丸重9克。每次服1丸，每日3次，空腹温开水送下，亦可减为一般常用剂量作汤剂（醋浸乌梅30克、细辛4.5克、干姜9克、黄连6克、当归9克、熟附子9克、蜀椒6克、桂枝6克、党参12克、黄柏9克），水煎2次，分服。

使用标准　1. 腹痛时作，得食而呕，胸脘烦闷，手足厥冷，其人吐蛔。

2. 脘腹痛，时呕吐，下痢赤白，久不止，或时作时止，常形寒，手指不温，不发热，舌质红，苔白。

临证中只具其一便可用之。

医案　1. 王××，男，32岁，大便不正常15年，日下3～4次或1～2次溏粪，细如笔杆，食肥肉则便次增多，近年来自觉消瘦，曾多方治疗无效，经西医诊断为结肠炎。给予乌梅丸治疗，3日后症状好转，每日大便1次，精神尚佳，再给药7天，服后食欲增加，精神旺盛，腹部

舒适，连服40天停药，诉一切正常。4月后随访，未见复发。（《江苏中医》，1959年4期）

2. 沈××，女，35岁。恙起产后，经汛失调，甚则1月2次，经水淋漓，长达10余天，色暗红或有块，头晕目眩，脘痛泛酸，渴不思饮，饥不欲食，手足不温，少腹胀痛，便干尿黄，脉弦细。虽经中西医多法治疗无效，延已2年，面色少华。心悸，消瘦，大便溏薄，是证寒热兼挟，虚实并见，仿乌梅丸意。党参18克、乌梅炭18克、黄柏炭9克、附子6克、肉桂3克、川椒6克、当归9克、炮姜炭9克、川楝子6克、贯众炭15克、血余炭9克。上药连服5剂，漏下已止，诸恙向安而愈。（《经方应用》）

按语　《伤寒论》厥阴篇中的蛔厥证，历代医家均认为以吐蛔、腹痛、厥逆为主证，相当于现代医学的胆道蛔虫症。但是临床上有些蛔厥的病人既不腹痛吐蛔，也无厥逆症状，却与仲景原文“静而复烦，须臾复止”的描述相符合。如四川乐山江尔逊老中医曾治某患儿，一岁半，麻疹之后，阵阵心烦，初以为麻疹以后余热不尽，用养阴清心之剂，不但无效，反而烦躁更频，每见家人进餐即索食，但饮食入口，则烦躁顿作，摔碗抛匙，须臾复止。一日患儿正在嬉戏自若，其母偶与桃片糕一片，刚入口，烦躁大作，遍地滚爬呼叫，1分钟许复安静如常。江老亲自见其症状，乃恍然大悟，《伤寒论》云：“今病者静，而复时烦者，……蛔上入其膈，故烦，须臾复止，得食而呕又烦者，蛔闻食臭出……”这是蛔厥无疑，遂与乌梅丸去桂、附、姜、辛，加驱虫药，服完1剂，第二天，大便下如污泥，中有蛔虫无数，或死或活，从此烦躁再未发作（《提高中医疗效的方法》）。由此可以看出，临床诊治，既要知常，又能达变，方不会贻误病人。

八十八、防己黄芪汤

《金匮要略》

组成 防己12克（1两），甘草3克（0.5两，炒），白术6克（七钱半），黄芪15克（1两1分，去芦），大枣3枚（擘），生姜4片。

用法 水煎2次，分服。

使用标准 1. 身重，肢节疼痛，麻木，汗出恶风。

2. 肢体浮肿，腰以下肿甚，小便不利，脉浮。

3. 腹诊：全腹柔软无抵抗和压痛。

临证中若具备1、3或2、3均可用。

禁忌证 本方是治气虚风湿，水肿之证，若风湿、水肿实证者，忌用。

按语 本方日本人用于虚证及虚实中间证。见皮肤发白，易出汗，肉疲软，膝关节疼痛或有浮肿等，不伴便秘，腹诊见全腹肥满，柔软无抵抗和压痛，即所谓的“虚胖”，临证中可供参考。

八十九、百合地黄汤

《金匮要略》

组成 百合 15 克（7 枚，擘），生地黄汁 30 克（1 升）。

用法 先煎百合 2 次去渣，再纳生地黄汁，分服。

使用标准 神志恍惚，欲食又不能食，欲卧又不能卧，欲行又不能行，常默默无言，有时食欲很好，有时又厌恶饮食，如寒无寒，如热无热，口苦，小便赤，舌红，脉微数，用各种药物治疗，都很难奏效，甚至服药后反见呕吐下利，虽神态失常，但形体一如常人。

按语 魏荔彤说："百合病，用百合，盖古有百合之名，即因百合一味而疗此疾，因得名也。"叶橘泉著《食物中药与便方》说百合有镇静作用，可用于急性热病后期，神志恍惚，以及妇女更年期神经官能症、癔病等，并介绍便方二则：①病后神经症，坐卧不安或妇人癔病（歇斯底里），百合 7 个，用水浸 1 夜，明旦更以泉水煮取 1 碗去渣，冲入生鸡蛋黄 1 个，每次服半碗，1 日 2 次（笔者按：即《金匮》百合鸡子黄汤）；②神经衰弱，睡眠不宁，惊惕易醒，用生百合 60 ~ 90 克，蜂蜜一二匙，拌和蒸熟，临睡前适量食之，此即百合食疗方（方名自拟）。

九十、肾气丸（又名桂附八味丸）

《金匮要略》

组成 干地黄 8 两，山药 4 两，山茱萸 4 两，泽泻 3 两，丹皮 3 两，茯苓 3 两，桂枝 1 两，附子（炮）1 两。

用法 上 8 味研末，炼蜜为丸，如梧桐子大，每次黄酒送下 15 丸，加至 20 丸，日 2 次。亦可用常用量改为汤剂（干地黄 15 克、山药 12 克、山茱萸 9 克、泽泻 9 克、丹皮 9 克、茯苓 9 克、桂枝 4.5、熟附子 6 克），水煎 2 次，分服。

使用标准 1. 腰膝酸软，头晕耳鸣，形寒怯冷，自汗，水肿，小便不利或小便频数，遗尿，尺脉微弱。

2. 腹诊：脐下不仁，小腹拘急或软弱无力。

具备以上 2 条即可使用。

医案 杨 ××，女，45 岁，6 天前，大便下血，量多色鲜红，头晕目眩，腰膝酸软，舌淡苔白，脉濡细，曾就治某医，诊为肠风下血兼有气血亏耗之象，方用黄芪 20 克、党参 15 克、白术 12 克、熟地 15 克、白芍 10 克、槐米 10 克、地榆 15 克、山栀 10 克、茜草 10 克、防风 10 克、甘草 10 克。服药 3 剂便血止，后又以此方略为加减，继服 3 剂。现症：形寒怯冷，腰膝酸软，头晕耳鸣，心悸，表现为头晕时加重，小便不畅，有时感尿中疼痛不舒，尿黄、腹胀，少腹疼痛，且感阴部发痒。妇科检查提示：阴道炎，附件炎。腹诊：左下腹压痛，右下腹压痛，小腹部软弱无力，触之发凉，与上腹部有明显差异。舌淡略发紫，尺部脉弱。辨证：肾阳虚衰，伴气滞血瘀及血虚。唐容川在《血证论》中曾提出治血证之大法，即止血、祛瘀、宁血、补虚，故其治则当为温补肾阳，补益气血以治其本，疏肝理气、活血化瘀以治其标。方宗金匮肾气丸、当归补血汤、柴胡芍药枳实甘草汤及桂枝茯苓丸加味，方药如下：

熟地 15 克、山药 15 克、山萸肉 12 克、泽泻 15 克、茯苓 15 克、丹皮 12 克、肉桂 12 克、炮附子 12 克、当归 6 克、黄芪 30 克、枳实 12 克、白芍 12 克、柴胡 15 克、甘草 9 克、桂枝 12 克、赤芍 12 克、桃仁 15 克、五味子 15 克、小茴香 15 克

二诊：服药 3 剂，诸症大减，可见药已中病，故又进 3 剂以观进退。

三诊：阴部仍发痒，但较前已大为减轻。腹诊：右下腹压痛消失，小腹部发凉已无，故上方去四逆散、小茴香加苦参、地肤子各 15 克，再进 3 剂。

四诊：服药后，阴部瘙痒尚存但不以为苦，感口干，舌淡红，脉左手沉细数，腹诊左下腹压痛仍存，此乃阳复太过，去肾气丸易一贯煎合桂枝茯苓丸等又进 3 剂，诸恙向安而愈。

按语　本方为温补肾阳之祖方，方中以六味滋阴，乃

壮水之主以制阳光，桂附温阳则为益火之源以消阴翳，故在临证中若见形寒肢冷甚者，可适当增加桂附之剂量，不必囿于原方之剂量。

九十一、麦门冬汤

《金匮要略》

组成 麦门冬15克（7升），半夏6克（1升），人参6克（3两）（或北沙参12克代），甘草6克（2两），粳米9克（3合），大枣5枚（12枚）。

用法 水煎2次，分服。

使用标准 咳唾涎沫，气喘短气，咽干，口燥，舌干红少苔，脉虚数。

医案 陈××，女，32岁，已婚。天癸迄今不通，唯每月鼻衄2～3次，如此者已有数十载。近年来每月鼻衄仍有一次，中脘不舒，噫气上逆，似有物阻，周身皮肤甲错，脉弦细，舌边微紫苔薄。仿《金匮要略》麦门冬汤意立方，以观进退。麦冬15克、党参12克、半夏9克、山药12克、白芍9克、丹参9克、甘草6克、桃仁6克、茜草15克、泽兰9克、大枣3枚。（《经方应用》）

按语 陈修园《女科要旨》以麦门冬汤治疗倒经，是善用本方的实例。又近人张锡纯于所著《医学衷中参西录》中亦用加味麦门冬汤治妇女倒经，其方为寸冬5钱，野台参4钱，清半夏3钱，山药4钱（代粳米），白芍3钱，丹参3钱，甘草2钱，桃仁2钱，大枣3枚。张锡纯认为，“妇女倒经之证，陈修园《女科要旨》借用《金匮》麦门冬汤可谓特识，然其方原治火逆上气，咽喉不利，今用以治倒经，必略为加减而后乃与病吻合也。”本案所用，即仿张锡纯制方之意。

九十二、瓜蒌薤白白酒汤

《金匮要略》

组成 全瓜蒌15克（1枚，捣），薤白12克（0.5升），白酒（即米酒）30克（7升）。

用法 水酒同煎2次，分服。

使用标准 胸部隐痛，甚至胸痛彻背，喘息咳唾，短气，舌苔白腻，脉沉弦或紧。

禁忌证 本方属温开通阳之剂，如痰热咳喘胸痛，或肺痨阴虚胸痛，宜慎用或忌用。

按语 1. 赵锡武治疗心绞痛善于采用瓜蒌薤白半夏汤为主方加减，以瓜蒌开胸，半夏和胃降逆，薤白通阳。在该方的基础上，见到不同的症候加用不同的方药，举例如下：①胃气胀满噫气或干呕者，加橘枳姜汤；②动则气短，心悸，胸闷气塞者，加茯苓杏仁甘草汤；③心动脉数者，加生脉散、炒枣仁、龙骨、牡蛎、当归等；④胸胀胁下逆满，肢凉者，加枳实薤白桂枝汤，⑤体弱，便溏，心下痞满者，加人参汤；⑥阳虚痛甚者，加乌头赤石脂丸；⑦脉结代，心动悸者，加炙甘草汤；⑧头昏脉弦，阴虚阳浮者，加天麻钩藤饮、杞菊地黄丸；⑨兼脏躁及百合病者，加百合知母类汤及半夏厚朴汤、甘麦大枣汤、酸枣仁汤等；⑩虚象明显者，加黄芪、当归、党参等。

九十三、橘皮枳实生姜汤、茯苓杏仁甘草汤

《金匮要略》

组成 1. 橘皮枳实生姜汤：橘皮 12 克（1 斤），枳实 9 克（3 两），生姜 6 克（0.5 斤）。

2. 茯苓杏仁甘草汤：茯苓 9 克（3 两），杏仁 9 克（50 个），甘草 3 克（1 两）。

用法 上述两方均水煎 2 次，分服。

使用标准 胸中气塞，短气。

若兼见气逆痞满，甚至呕吐者，用橘皮枳实生姜汤；若兼见咳逆或吐涎沫、小便不利等用茯苓杏仁甘草汤。

按语 1. 上述两方均为治疗胸痹轻证的主方，虽有偏于饮，偏于气滞之别，但事实上两者不能截然分开。因此对于上述两方，可分可合，亦可与瓜蒌、薤白配伍运用。

2. 赵锡武对胸痹心痛（冠心病心绞痛）的治疗重视脏腑相关，特别重视“心胃两治”，对于餐后剧痛或餐后规律性发作的各类心律不齐，善后用调理脾胃之橘枳姜汤等方，常有效果，不仅可以改善症状，部分心肌缺血所致心电图改变也可有所好转。从现代医学观点来说，心绞痛严重发作时，可伴有恶心、呕吐、上腹部饱胀等消化道症状，说明合用这类方剂，心胃同治，对于胸痹心痛是有一定意义的。（《经方应用》）

九十四、黄土汤

《金匮要略》

组成 甘草9克，干地黄9克，白术9克，附子9克（炮），阿胶9克，黄芩9克（3两），灶中黄土30克（0.5斤）。

用法 先煎灶心土，澄清去渣，以此汤煎余药2次，分服。

使用标准 颜面萎黄，食欲不振，体乏无力，少气懒言，便血、吐血、衄血，崩中漏下，血色暗淡，舌淡苔白，脉沉细无力。

按语 1. 灶心土现多不备，可用赤石脂代之。陈修园在《金匮要略浅注》黄土汤条下说："余每用此方以赤石脂一斤代黄土如神。"朱颜著《中药的药理与应用》谓赤石脂与伏龙肝都与高岭土相似，主要为吸着作用，内服能吸收消化道内毒物及食物异常发酵的产物，对发炎的胃肠黏膜有局部保护作用，对胃肠出血还有止血作用。

2. 本方若去干地黄、阿胶，易熟地黄60克、鹿角胶30克，加元肉30克、当归12克、黄芪18克名加味黄土汤，用于治疗先兆流产及功能性子宫出血，其效如神。（《赵锡武医疗经验》）

九十五、柏叶汤

《金匮要略》

组成 柏叶12克，干姜9克（各3两），艾叶9克（3个）。

用法 水煎2次取汁，加童便（原方用马通汁）1小盅分兑服。

使用标准 吐血不止，面色萎黄或苍白，舌淡，脉虚无力。

禁忌证 实热旺盛，迫血妄行，或阴虚火亢所致的血证忌用。

医案 段××，男，38岁，干部，1960年10月1日初诊。旧有胃溃疡病，并有胃出血史，前20日大便检查潜血阳性，近因过度疲劳，加之公出逢大雨受冷，饮葡萄酒一杯后，突然发生吐血不止，精神萎靡，急送某医院检查为胃出血。经住院治疗两日，大口吐血仍不止，恐导致胃穿孔，决定立即施行手术，迟则将失去手术机会，而患者家属不同意，半夜后请蒲老处一方止血。蒲老曰："吐血已两昼夜，若未穿孔，尚可以服药止之。"询其原因受寒饮酒致血上溢，未可以凉药止血，宜用《金匮要略》侧柏叶汤，温通胃阳，消瘀止血。侧柏叶3钱、炮干姜2钱、艾叶2钱，浓煎取汁，兑童便60毫升，频频服之。次晨往诊，吐血渐止，脉沉细涩，舌质淡，无苔。原方再进，加西洋参4钱益气摄血，三七（研末吞）2钱止血消瘀，频频服之。次日复诊，血止，神安欲寐，知饥饮食，并转矢气，脉两寸微，关尺沉弱，舌质淡无苔，此乃气弱血虚之象。但在大失血之后，脉证相符为吉，治宜温运脾阳，并养荣血，佐以消瘀，主以理中汤，加当归、白芍补血，佐以三七消瘀。服后微有头晕耳鸣，脉细数，此为虚热上冲所致，于前方内加入地骨皮2钱，藕节3钱，浓煎取汁，仍兑童便60毫升续服。

再诊：诸症悉平，脉亦缓和，纳谷增加，但转矢气而无大便，继宜益气补血、养阴润燥兼消瘀之剂。白人参3钱、柏子仁2钱、肉苁蓉4钱、火麻仁4钱（打）、甜当归2钱、藕节5钱、新会陈皮1钱、山楂肉1钱，浓煎取汁，清阿胶4钱（烊化）和童便60毫升内入，分4次温服。服后宿粪渐下，食眠俱佳，大便检查潜血阴性，嘱其停药，以饮食调养，逐渐恢复健康。（《蒲辅周医案》）

按语 本方对失血较多或持久失血而病情偏于虚寒性者较为恰当。所谓“止血者，以阳虚阴必走，得暖自归经也”，即是指此类方剂的作用而言。若气虚较甚者，可以加人参以补虚固摄，如见肢厥、脉微，有亡阳之势者，又应配合参附汤以回阳固脱；若气阴两亏，当加阿胶之类以顾护营阴。

九十六、大黄牡丹皮汤

《金匮要略》

组成　大黄12克（4两），丹皮9克（1两），桃仁12克（50个），冬瓜子15克（0.5斤），芒硝9克（3合）。

用法　先煎前4味，去渣，后入芒硝再煎沸，顿服之。

使用标准　1. 发热，恶寒，汗出。

2. 大便秘结，小便如常。

3. 舌苔黄腻，脉弦紧或滑数。

4. 腹诊：回盲部有压痛点和抵抗感，腹力强。

具备以上4条可用之，若具备2、3、4条也可用。

禁忌证　1. 本方适用于肠痈实热之证，因此，老人、孕妇、体质虚弱者，均应慎用或加减应用。

2. 根据各地治疗阑尾炎的经验，凡属于下列情况者，一般不宜使用本方：①重型急性化脓性或坏疽性阑尾炎；②合并腹膜炎，有中毒性休克或腹腔脓液较多者；③妊娠期阑尾炎合并弥漫性腹膜炎；④婴儿急性阑尾炎；⑤慢性及复发性阑尾炎；⑥阑尾寄生虫病。（《中药方剂学》，山东中医学院编）

医案　×××，女，50岁，从1年前开始背部出现湿疹，渐蔓延至全身，痒甚剧，产生黑色污浊之疮痂，渗出分泌物，患者由于痒而夜寐不安，十分苦恼，曾经皮肤病专家治疗也未能收效，症状仍很严重。诊后初给予消风散与温清饮之浸膏末，服后毫未好转，再细察其腹，发现右下腹有明显之抵抗和压痛。改用大黄牡丹皮汤，大黄、芒硝各用2克，服此方后原大便每日1次增至2 ~ 3次，感觉甚佳，污浊之湿疹很快消失，其痒也愈，继服药2日皮肤已与正常无异。（《汉方辨证治疗学》）

按语 众多医书均把右足屈而不伸作为其适应证中的一条，余以为此大为不妥，其所以出现这种症状，乃是对右下腹疼痛的一种保护性反应，故此使用标准中将其略而不用。

九十七、薏苡附子败酱散

《金匮要略》

组成 薏苡仁30克（10分），附子6克（2分），败酱草15克（5分）。

用法 现常用作汤剂，水煎2次，分服。若重用附子，则宜先煎。

使用标准 1. 身无热，肌肤甲错，脉数。

2. 腹诊：回盲部有压痛和抵抗感，腹力弱。

具备以上两条，临证中方可用之。

按语 1. 本方仲景虽用其治疗肠痈，但其作用非限于此，赵士魁常将其易为煎剂，随症化裁，施于慢性中耳炎、牙周炎、口腔溃疡、唇溃疡、胃溃疡、肝化脓症、肺内感染、肺化脓症、肾盂肾炎、结肠炎、败血症、慢性骨髓炎等亦有卓效。并体会到本方力专药少，对顽痈恶疡须辨证施量，多服久服，方易收功。并指出，本方原以薏仁为君，但临床时须据情通变，因证而异。若湿从寒化，或素体阳虚，脓液清稀者，宜重投附子；反之湿从热化，或体质较壮，脓液稠黏者，当主用败酱草。如斯，则疗效多著。（《上海中医药杂志》，1984年6期）

2. 李兰舫介绍用本方治疗卵巢囊肿11例，其年龄为 30 ~ 45 岁已婚妇女，均为单侧良性囊肿，其大小为 2×4 ~ 5×8 厘米，用西药治疗效果不显而改服中药。本方含生薏苡仁 30 ~ 60 克、熟附片 5 ~ 10 克、败酱草 15 ~ 30 克。水煎 3 次取汁和匀，日分 3 次服。药渣加青葱、食盐各 30 克，加白酒炒热，乘热布包，外熨患处，上加热水袋，使药气透入腹内。每次熨 0.5 ~ 1 小时，每日 2 次。如热象显著，口干便结者，附子减半量，加红藤 30 克，蒲公英、紫花地丁各 15 克，制大黄 10 克（后下）；发热者加柴胡、黄芩各 10 克；口黏苔腻，脘闷纳呆，腹胀便溏，湿邪偏盛者，加土茯苓 30 克，泽兰、泽泻、苍术各 10 克，虎杖 20 克；血瘀重者加制莪术、三棱、失笑散各 12 克；夹痰者加制南星 10 克、海藻 15 克、生牡蛎 30 克；包块坚硬者加炮山甲、王不留行各 10 克，水蛭 5 克，炙蜈蚣 2 条。结果：囊肿全部消失；消失时间为 23 ~ 65 天，平均 44 天，随访半年未复发。（《浙江中医杂志》，1987 年 12 期）

九十八、桂枝茯苓丸

《金匮要略》

组成 桂枝、茯苓、牡丹皮、桃仁（去皮尖，熬）、芍药各等分。

用法 上5味，共为细末，炼蜜和丸，如兔屎大，每日食前服1丸，病重药轻而疗效不著，可加至3丸，亦可改为汤剂（桂枝6克、茯苓12克、桃仁9克、赤芍12克、丹皮9克）。水煎2次，分服。

使用标准 1. 体质肥胖或壮实，面赤。

2. 头痛，头晕眼花，肩凝，易激动。

3. 脉沉紧而迟。

4. 腹诊：左、右脐旁，特别是左下腹部能触觉坚实之抵抗感或压痛，腹力呈中等度。

具备以上4条，或有第4条，再兼有其他的任何1条或2条；或单纯具备第4条而无便秘者均可应用本方。

医案 1. ×××，女性，48岁，从1年前开始出现月经不调，诊断为更年期障碍，曾用激素类药物治疗。患者心情急躁，外出时头脑欠清楚，眩晕发作时不能步行，天气不好则觉症状特别严重，并有头痛、心动悸、腰痛、颈凝痛、左下腹抽筋样疼痛以及头晕眼花、足心发热、浮肿。诊之，体格一般，面色赤，脉沉而硬，腹部充实，左脐旁至脐下有抵抗与压痛。血压 170 / 110mmHg。投以桂枝茯苓丸煎剂，服药 10 日后诸症减轻，腹证也好转，血压降至 145 / 95mmHg，继服数月而愈。

2. 患者 3 人，女性，结婚 4 年或 8 年不妊，体质相似，均为肥胖之女性强壮型，曾患子宫内膜炎或卵巢炎等疾。诊之，3 人面色均佳，面赤，腹部脂肪厚，柔软，下腹部与脐左右有抵抗与压痛。均给予桂枝茯苓丸煎剂，服后皆获显效。3 人从 1 月或 3 月后分别妊娠，其恶阻甚剧者，曾用小半夏加茯苓汤（半夏 8 克、茯苓 5 克、生姜 5 克），煎后候冷，每用少量慢慢冷服而恶阻之症状平息。其 2 人改用当归芍药散，后 3 人均顺产。（以上 2 医案均摘自《汉方辨证治疗学》）

3. 吴 ××，男，56 岁，农民，患多囊肝合并多囊肾 10 年余，因病情日益加剧于 1986 年 11 月 6 日来我院就诊。患者呈慢性病容，表情苦楚，形体消瘦，面色萎黄，下肢浮肿，右上腹胀满疼痛，纳差，精神不振，倦怠乏力，形寒肢冷，腰酸痛，劳动则症状加重，右肾区稍膨隆，压痛明显，拒按，时常伴有头昏头痛，耳鸣心悸，失眠多梦，性欲减退，遗精频作，便溏，并经常感冒等，舌质偏红，苔白中心稍黄而润，脉沉涩无力。B 超检查提示左肝叶有 20 余个大小不等之液暗区，大者约 7 × 12mm，小者如黄豆大，右肾区有 6 个液暗区，大者约 5 × 11mm，小者 3 × 7mm。西医诊断为多囊肝合并多囊肾。中药以桂枝茯苓丸（汤）加味：桂枝、桃仁、泽泻各 10 克，茯苓 20 克，白芍、淫羊藿各12克，牡丹皮、白术各15克，麝香2分（兑服），红参5克（薰兑），水煎服，日1剂。配合肝泰乐、齐墩果酸片护肝西药。服前方10剂后，诸症减轻。二诊守方减麝香、红参，加刺猬皮、白术、柴胡，又进20剂。三诊时，胁痛腰痛均明显减轻，右肾区膨隆压痛消失，尚能参加轻微劳动。又嘱继服上方1月，1987年元月底复查B超及肝功正常，临床痊愈，嘱服桂附八味丸等1月以善后效，随访至今无复发。（《中西医结合杂志》，1988年8期）

按语 1.《金匮要略》云："妇人宿有癥病，经断未及三月，而得漏下不止，胎动在脐上者，为癥痼害。妊娠六月动者，前三月经水利时，胎也。下血者，后断三月衃也。所以血不止者，其癥不去故也，当下其癥，桂枝茯苓丸主之。"国内医家运用本方，其主治和适应证大都据此。但是随着医学的发展，本方的治疗范围越来越广。日本的《汉方辨证治疗学》记载本方治疗的疾病16种之多，本使用标准就是据此采用数理统计之法整理而成，临床中自觉得心应手，因此特奉献同道供临证中参考。

2. 刘顺俊介绍用桂枝茯苓丸加减治疗皮肤变应性结节性血管炎30例，现简介如下：

本方含桂枝、丹皮（去心）各10克，茯苓15克，赤芍12克，桃仁（去皮尖，捣）9克。水煎服，日1剂，每次100ml，空腹温服3次。气虚者加黄芪60克；血瘀盛者加三棱、莪术各6克；热重者加黄柏10克；下肢浮肿者加汉防己 12 克，冬瓜皮 15 克；皮肤结节大而不易消退者加当归尾 15 克、丹参 12 克。结果，痊愈（皮下结节消散，低热、关节疼痛消失，随访 3 年来复发）23 例，好转 5 例，无效 2 例。（《湖北中医杂志》，1988 年 2 期）

九十九、当归芍药散

《金匮要略》

组成 当归9克（3两），芍药9克（1斤），川芎6克（半斤，一作3两），泽泻12克（0.5斤），白术12克（4两），茯苓12克（4两）。

用法 上药研末为散，每次服6克，酒和，1日服3次，亦可作汤剂。

使用标准 1. 体瘦，面色白。

2. 腰痛，倦怠，眩晕耳鸣，心动过速。

3. 腹中拘急，绵绵作痛，小便不利，足跗浮肿。

4. 腹诊：脐旁抵抗压痛，脐斜下方抵抗压痛，喜暖，时有振水音，腹力弱。

具备以上4条即可用，若具备1、2、4也可用。

医案 1. 陈××，女，35岁，体瘦面白，患病月余。自述每当食后即泻，1日多则7～8次，甚至吃点水果等也要腹泻。小腹绵绵作痛，西医疑有肠结核，但其病史、血沉等不支持诊断，治疗多日，获效甚微，遂来我处要求中医治疗。症见：腰痛倦怠，纳差，腹中拘急绵绵作痛，小便不利，足跗浮肿。腹诊：脐旁抵抗压痛，脐斜下方抵抗压痛。《金匮要略》云："妇人腹中诸疾痛，当归芍药散主之。"遂疏原方3剂，水煎服，以观进退。

二诊：自述服药 1 剂，则食后腹泻之症锐减，3 剂后诸症若失。为巩固疗效，又进 6 剂，2 年未发。

2. ×××，女，28 岁，办事员，婚后 4 年未妊，妇科检查认为由于子宫发育不全所致。患者体瘦，面色白，有严重之寒冷症，易疲劳，月经量少，脉腹诊均软弱无力，血压低，属虚证。给予当归芍药散煎剂。服药后身体转暖，面色与皮肤色泽转佳，疲劳减轻，服至 3 月后，第 4 月停经，并开始出现轻微恶阻现象，后恶阻平息，顺产 1 男，后隔 1 年又产一双胎，连获 3 子。

后患者又带同车间的女工两人来诊，两者均为 3 年以上不妊，诊之，体质大致同前患者，给予同方。其一人服药后仅 1 月而妊娠，另一人在 2 月后妊娠，皆持续服用，而均顺产。（《汉方辨证治疗学》）

按语 本方不仅广泛应用于妇科疾患，而且在内科、外科中亦常用本方。有关本方的主治和适应证，历代医家多有阐发。近年来也不乏报道。如日本人汤本氏认为“妇人胃及子宫痉挛，用本方，多有奇效。”雄野一雄论述则更为详细，他认为本方“是一种体质改善药，因此可用于预防疾病”。他曾用于“虚证、贫血性、寒性述有神经症状者。呈疲劳倦怠性，眩晕，耳鸣，肩酸痛，头痛，头重，心悸亢进，失眠等症状，男女皆可用”。还用于“女子月经过多或过少，经闭，带下，子宫出血，痔疮，脱肛，冻伤，神经痛，风湿病，习惯性流产，分娩早期破水，子宫脱出，不孕症，半身不遂，肾脏疾病，妊娠水肿，腹痛，心脏瓣膜病……”岳美中指出本方的适应证是：男女老幼脐旁至胸下挛急痛，妇人子宫痉痛，头目眩晕，心悸，心下惊，肉瞤筋惕（都是水气为患），目赤痛（目赤是水气并血上凌，目中粉赤色，不似暴发火眼之深红色并肿，当细辨），面色萎黄，有贫血倾向，腰膝易冷，小便频数或不利，浮肿，习惯性流产，月经痛，慢性肾炎，脚挛等。现就本方治疗妇科腹痛、慢性阑尾炎、黄褐斑、腹部术后疼痛等加以简介，供同道参学。

1. 当归芍药散治疗妇科腹痛206例临床观察。取当归1份，芍药5.6份，川芎和泽泻各2.7份，茯苓和白术各1.3份，共研细粉，装入胶囊。每粒含生药0.4克。一般口服5粒/次，日3次，15日为1疗程，连续观察3疗程。痛经患者则视腹痛轻重不同，分别在经期前3～7日开始服药直至经期结束。凡肝脾失调，湿阻血瘀所致产后、妊娠、经期、崩漏、杂病诸腹痛，均为本方之适应证。结果：临床治愈99例，占48.1%；明显好转47例，占22.8%，好转28例，占13.6%；无效32例，占15.5%。总有效率为84.5%。一般服药后自觉症状均有改善，尤以腰腹痛改善较为明显而迅速，多在1周内见效。（《浙江中医杂志》，1988年1期）

2. 当归芍药散治疗慢性阑尾炎102例。汤剂：当归、川芎各10克，赤芍50克，泽泻25克，白术、茯苓各12克，加水1500ml，煎至600ml，分3次饭前服，日3次，病重每6小时1次。散剂：川芎、当归各45克，赤芍250克，泽泻125克，白术、茯苓各60克，为细末。每次10 ~ 15克，日3次，饭前用黄酒送服。本组患者均以汤剂为主。发作期或化脓初期伴轻度腹膜炎者，加败酱草30 ~ 60克；脓液清退后，配以散剂；并发慢性周围脓肿，汤剂加附子10 ~ 15克，兼服散剂。结果：痊愈88例，占86.27%，显效9例，占8.28%，好转、无效各2例，占1.96%，恶化1例，占0.98%，总有效率96.19%。（《国医论坛》，1988年1期）

3. 加味当归芍药散治疗黄褐斑235例。药用当归、炒薏苡仁各30克，赤芍、川芎、白术、附子、白芷、天冬、壳砂、甘草各9克，茯苓15克，玉竹12克。肝郁气滞加柴胡、香附；血瘀加桃仁、红花、泽兰；血热加丹皮、炒栀子；气虚加炙黄芪、党参；血虚加阿胶、鸡血藤；湿滞加苍术、猪苓、泽泻；肾阳虚加附子、肉桂；肾阴虚加生地、石斛。日1剂，水煎服。外用自制防晒养荣润肤活血祛斑霜（含人参、三七、红花、当归等）涂面部，每2 ~ 3次。结果：痊愈58侧，显效69例，有效87例，无效21例。（《北京中医学院学报》，1987年5期）

4. 王淳氏用本方加甘草治疗术后腹部疼痛，获效显著，并指出：腹为太阴所主、肝脉所循。术后腹痛，拘急而拒按，显与土虚木郁，肝郁不和有关。本方芍药重用倍于他药以抑肝木安脾土，辅以白术健脾益气，归、芎调肝养血，茯苓、泽泻泄浊阴而通清阳，加入甘草一味，用意在于伍芍药以缓急止痛。诸药合用，有培土抑木、调和气血、泄浊通阳、缓急止痛之功，对腹部术后疼痛由于肝脾不调、气血不和兼有湿瘀互阻者甚为合拍，故能疗效显著。（《新中医》，1987 年 4 期）

一〇〇、甘麦大枣汤

《金匮要略》

组成 甘草 9 克（3 两），小麦 30 克（1 升），大枣 6 枚（10 枚）。

用法 水煎 2 次，分服。

使用标准 1. 言行失常，或无故悲伤或喜怒不节者。

2. 心烦不得眠，或恍惚多梦，或坐卧不安或身如蚁走样者。

3. 多汗，口干，不思饮食，大便秘结，常数日不更衣者。

4. 怕一切声光，怕与人交谈，喜独居暗室者。

5. 腹诊：左腹直肌挛急，或右胁下脐旁拘急，有结块者。

临床运用时，以上 5 条不必悉具。

按语 1. 应用本方时，可随症加减，如心悸，易惊，寐差，可加当归、远志、茯神、炒枣仁、柏子仁，或加龙骨、牡蛎以重镇之；如心烦易怒，郁郁寡欢者，可加合欢皮、玫瑰花、广郁金，或合逍遥散；阴亏较甚者，合百合地黄汤。

2. 本方非为脏躁所主，亦可用于他病。如段群录等用本方加味结合西药治疗小儿紫癜性肾炎 19 例，可谓善用本方，故简介之，以供参考。

治疗方法：中药以甘麦大枣汤为主，随症加减：发热咽痛加银花、黄芩；血压高加夏枯草；浮肿加白茅根、车前草；血尿加三七、大小蓟。此即加味甘麦大枣汤（方名自拟），药量按年龄不同增减，疗程视病情而定，最短1个月，最长3个月。西药以免疫抑制剂为主，强的松每日1～2mg/kg，视病情应用1～3个月后逐渐减量至停用；氨肽素3～5片，1日3次；重症用氟美松1～2mg/kg静脉滴注，每日或隔日1次，3次为1疗程。

疗效标准：症状、体征消失，尿常规化验连续3次以上正常为临床治愈；症状、体征消失，尿常规化验明显改善为显效；连续治疗3个月以上，症状、体征有改善，但尿常规化验无明显进步为无效。本组19例，治愈15例，占78.9%；显效3例，占15.8%；无效1例，占5.3%。其中10例随访1～5年，尚未发现复发及转为慢性肾炎。（《中国中西医结合杂志》，1988年8期）

一〇一、半夏厚朴汤

《金匮要略》

组成 制半夏12克（1升），厚朴9克（3两），茯苓12克（4两），生姜9克（5两），苏叶6克（2两）。

用法 水煎2次，分服。

使用标准 1.胸脘满闷，两胁攻撑，或痰涎壅盛，上气喘急或痰饮中脘，恶心呕吐。

2.咽中有物，吐之不出，咽之不下。

3.腹诊：有时心下痞硬，或有振水音，华盖穴多有压痛。

4.苔白腻，脉弦滑。

临证中若具备1、3、4或2、3、4者均可用。

按语 本方虽为治疗梅核气之主方，但对气滞不畅，痰湿内结诸症加减用之，常有良效。

一〇二、胶艾汤

《金匮要略》

组成　川芎9克（2两），阿胶9克（3两），甘草6克（2两），艾叶9克（3两），当归9克（3两），芍药9克（4两），干地黄12克（6两）。

用法　水煎2次，去渣，加入阿胶烊化，分服。

使用标准　1. 少腹疼痛，月经过多，甚则崩漏不止。

2. 妊娠下血，胎动不安。

3. 产后或流产后恶露淋漓不断者。

4. 舌淡红，脉虚细。

若具备第4条，再兼见其余任何一条即可使用本方。

禁忌证　1. 血热妄行，或癥瘕碍胎，以致胎动下血者，禁用本方。

2. 应用本方，须对妊娠性质加以鉴别。对生理性妊娠，而符合本方证者，当予本方安胎止血；病理性妊娠（如葡萄胎、泡状胎等），则以堕胎为要。若医者不察，妄以本方施治，非唯不效，反致偾事。

按语　本方治妇女崩漏、胞阻或先兆流产，对血虚冲任损伤者有卓效。一般腹不痛者，去川芎；血多者，当归宜减量，加贯众炭、地榆炭、棕榈炭；气虚明显或少腹下坠者，加党参、黄芪、升麻；腰酸痛者加杜仲、续断、桑寄生等。

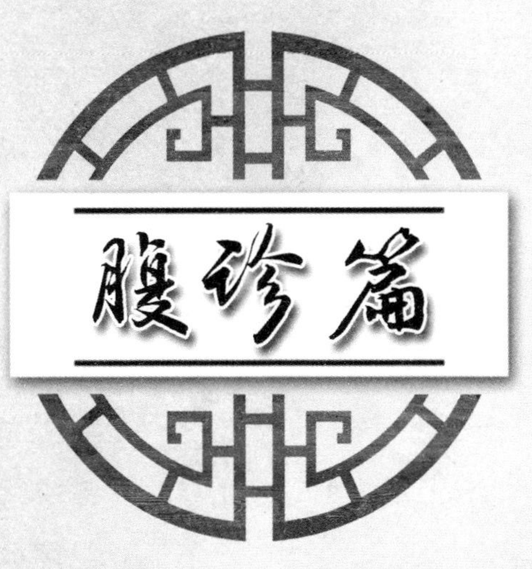
腹诊篇

腹诊，作为日本汉方医学的诊察方法已有300多年的历史。日本汉方医学家认为，据于一定的腹证，可决定汉方医的诊断、疾病的证而处方投药。因此凡汉方医门诊、病房的病志，均特设有腹诊专页，并预先绘制空白腹象图，医者诊察病人之后写病志时，在空白腹象上注明腹证之各种诊象，以此作为重要的诊断依据之一，可见腹诊在日本汉方医学中占有重要地位。鉴于此，本文拟简介日本汉方医之腹诊起源、理论根据、腹诊方法以及常见腹证之辨证，最后参以己见，即对腹诊的评价，供中医界同道理论研究和临证参考。

一、腹诊之起源、派系与理论根据

（一）腹诊之起源

日本医家在德川时代开始提倡腹诊，据日本医学史和有关文献记载，最初倡导腹诊者为竹田定加（1573—1614），如日本《皇国名医传》载："候腹之法，其起久矣，天正庆长年间，竹田定加（号阳山）著《诊腹精要》首倡；其后，松岗意斋和北山道长著《腹诊法》、高井直茂著《元仙腹诊》、浅井惟寅著《内证诊法》、高村良务著《腹诊秘传》等，对腹诊均有发挥。"亦有说腹诊之倡导者始于五云子，认为《五云子腹诊法》为日本最早之腹诊专著，据日本《皇国医事年表》载："五云子殁于1660年，姓王，字宁，中国福建人，庆安中加入我籍，在长崎行医，后转至奥州秋，更在江户名声大振。"另据《诊病奇侅》附录《五云子腹诊法》跋："诊腹之法，唐山（指中国，编者加）反无其说，五云子之于术，岂有宿得，抑入我籍之后，观我医之伎，就有发明乎。”故日本最早倡导腹诊者，究为何人，其说纷纭，尚未趋一致。

（二）腹诊之派系与理论根据

日本医家从德川时代起，对腹诊著书立说者如雨后春笋。据大塚敬节氏报道，日本现有腹诊专著书籍达77种，其中属于“难经派”36种、“伤寒派”36种、“折中派”5种。另外有书名并有作者但未见其书者28种。由此可见，日本医家重视腹诊之程度。在日本汉方医界最为推崇之腹诊书籍为《腹证奇览》和《腹证奇览翼》。

1. “难经派”腹诊，此派系腹诊之形成，最初由针师所开辟。杉山和一著《选针三要集》，有“针师不懂经络，百病皆有腹推测”的记载。就是说，当时的针师无视经络，将腹部与脏相配以此诊断“邪气之位置、判定脏腑之虚实、疾病之预后、治疗之方针”。此派系的腹诊理论根据为“肾间动气”，其腹诊方法由“按之牢若痛”衍生而成。其理论根据和方法均源于《难经》八难、十六难、六十六难。如“肾间动气……此五脏六腑之本，十二经之根，呼吸之门，三焦之源”；“脐下肾间动气者，人之生命也，十二经之根本也”；“脐左有动气，按之牢若痛……有是者肝也。”德川时代名医森中虚钻研《难经》有很深的造诣，其名著《意仲玄奥》（1696年成书）论述腹诊理论根据以及腹部与五脏相配等甚为详尽。他认为“肾间动气”可识死生吉凶，如说：“观病人之腹，切肾间动气之所在，识死生吉凶。”

同时他还认为病家脐上或右或左均可发生动气，脐左动气，诊断肝病；脐右一带为肺属，此处有动气，死期将近；……中脘动气，可诊脾胃强弱；脐下有动气，诊肾之盛衰。

“难经派”腹诊代表作为《诊病奇侅》。该书作者为多纪元坚（1795 年生），他集前人腹诊之大成编辑成书，共有 4 种版本，第 1 种版本天保四年（1833 年）出版，共搜集北山寿安、森中虚、堀井对时等 17 家腹诊书之精要；第 2 种版本除上述 17 家外，又增补竹田阳山、味岗三伯等 10 家腹诊论著之内容；第 3 种版本由松井子静编译成中文本，成书于明治二十一年（1888 年），译此目的，拟将日本之腹诊介绍给中国医家，这也是日本第一次向我国输出汉方医书，同年（光绪戊子年）在上海印刷发行；第 4 种版本为石原保秀（1877—1943 年）校订本，昭和十年（1935 年）刊行。此书为何名为《诊病奇侅》，所谓“奇侅”，据日本医家解释，望闻问切四诊为中医诊断之正法，而腹诊为四诊之外另一法，故名“奇侅”。

2. “伤寒派”腹诊：此派系之鼻祖为后藤艮山（1659—1733 年），其名著为《艮山腹诊图说》。该派系后继之名医，人才辈出，腹诊专著甚多。被称为日本古汉方派之泰斗者吉益东洞（1702—1773 年）极为重视腹诊。他说：“腹者有生之本，故百病根于此焉，是以诊病必候其腹。”又说：“先证不先脉，先腹不先证也。”强调诊病必须候腹。

此派系腹诊源于《伤寒论》和《金匮要略》之诸腹证。如“胸胁苦满”“胁满”“心悸”“脐下悸”“心下悸”“心中悸”“心动悸”“心下坚筑”等。此派系不仅论述腹证之诊法，而且有论治和方药。如后藤艮山治疗“心中悸”用半夏、茯苓；“心下悸”用茯苓、甘草；“脐上动”用大柴胡汤、厚朴枳实汤；“脐旁动气”为大肠湿热，方用厚朴七物汤、厚朴三物汤；腹中一侧硬而胀者，按脐有动气者，有内实证，用攻下法；无动气者为内虚，方用四逆汤、理中汤之类。

“伤寒派”腹诊源于《伤寒论》《金匮要略》已如上述，但其诊法和部位也有源于《内经》者。如稻叶克文礼（1805年殁）著《腹证奇览》序言曰：“古有言，病所根在腹，探以知其壅滞，古谓之诊尺，以自鸠尾至脐一尺也。《灵枢·论疾诊尺篇》曰：‘黄帝问于岐伯曰：余欲无视色持脉，独调其尺，以言其病，从外知内，为之奈何？岐伯曰：审其尺之缓急大小滑涩，内之坚脆，而病形定矣’，又《内经》曰‘尺内两旁，则季胁也。’又按脉动静，循尺滑涩寒温之意，视其大小，合之病态，且古人言疾必言腹心，然则腹诊之于治疗，莫先于斯。”这里引用《灵枢》诊尺，既有望诊又有切诊，但其诊尺之部位与我国历代医家认识不一，文中“独调其尺”，一般理解“尺”为尺肤，其部位在肘至腕之皮肤，而日本医家将“尺”之部位理解为鸠尾至脐（神阙）。笔者认为“尺内两旁，则季胁也”之“尺”，不论从全文理解，或从字意理解，其部位在尺是正确的。

“伤寒派”腹诊之代表作为《腹证奇览》。该书集各家腹诊之精华而编著。作者为稻叶克文礼，成书于1800年。

书中既论述腹诊之方法，又强调腹证之辨证，并且有治疗之药，更为可贵者，每一方证均附有形象化之腹诊图，使读者一目了然。稻叶克文礼师于吉益东洞之信徒鹤泰荣门下，勤学“伤寒派”腹诊法，他为了精益求精，遍历日本各地，搜集诸家腹诊专著，1793年在远州宾松与和九田叔虎相遇，并收其为门徒，师生肝胆相照，共同钻研腹诊技术。文礼病故后，叔虎继师业，于文化六年（1809年）著《腹证奇览翼》初篇出版；天保四年（1833年）二篇出版，永嘉六年（1853年）三、四篇出版。1981年5月间，医道日本社复刻《腹证奇览》《腹证奇览翼》，二书合版为《腹证奇览》（全），并由日本当代名医大塚敬节、矢数道明解题，已正式出版。自昭和初年日本汉方医学复兴以来，《腹证奇览》最为流行，汉方医家之腹诊法多以此为据，运用于临床。

二、腹诊的目的、内容及方法

1. 腹诊的目的：在现代医学中，腹诊着眼于探知腹部脏器的形状、有无肿物，或者决定肌肉的紧张性、防御性以及压痛点反应等。日本汉方医学通过腹诊查知特定的腹证，决定疾病的虚实，这是基本原则。

2. 腹诊的内容：①腹壁的软硬，即腹力。包括腹壁的紧张度、弹力性，特别是腹直肌的紧张状态。②有无硬结、压痛。③腹内部的状态，如胃内有无停水、肠管蠕动情况等。④腹部大动脉的搏动有无亢进，以及搏动程度，其他尚有心下痞（硬）、胸胁苦满、小腹急结（或不仁）、上腹部和下腹部的比较等。此外，腹诊中也包括对胸部的诊察，如心脏部位的动悸（虚里之动）、肋间部位状态等。

3. 腹诊的方法：综合日本各家之腹诊，其手法大致分为覆手压按法和三指探按法，有时两者可相互使用，不拘何法。凡腹诊时，病人仰卧，两腿伸直（这与现代医学中的腹诊不同，应加注意），两手放在身体两侧，全身放松，心情平静，医者坐或立于病人右侧施术。

（1）覆手压按法：医者以右手掌覆于患者之胸腹，五指微浮起，先徐徐抚摸胸上 2 ~ 3 次，然后抚摸腹部。诊时手掌轻轻随患者呼吸行之，无阻其气，再渐渐重按，左旋右还，候胸腹内之静躁，诊肌肤滑涩润燥，《诊病奇侅》曰："凡按腹专用左手，右手亦非不可，唯使左为佳。先将左手掌上齐鸠尾，鱼际当右肋端，掌后侧当左肋端，指根当中脘，始轻轻按过，渐渐重按，三处进推，左旋右还，按动无休，不宜少移，良久掌中与腹皮相摩，其间似热非热，温润以汗为度，如是则掌下腹里，滞结之气，融合解散，莫不犹开云见日也，唯以久按静守半时许为妙。"

（2）三指探按法：医者以右手食、中、无名指之侧，微微按腹皮，审候凝滞，结聚，若探按有结聚，宜辨大小以及痛与不痛。如按有微小之征，再以中指探按之，或以三指直立深探，以察腹底之候。《腹证奇览翼》曰："以右手食、中、无名指之侧，上自缺盆起，逐渐移于左右肋骨之间细探之。……沿左右季肋，乃至章门，返回再脘边至脐，探按左中右几行（始于任脉、二行三行及两肋下，章门下行而按之）……按少腹左中右，亦同几行……"

三、常见腹证之辨证

腹诊的目的主要是辨腹证以察虚实。辨腹证之前，必先识体之肥瘠、气之虚实、肤之润燥、肚腹之大小、男女、少壮、老人之异，次辨各种腹证。

1. 腹力：是判断疾病虚实的重要指征。诊察方法是医师用手掌从患者胸胁开始一直到小腹全部。按“井”字型上下左右触压以决定患者的腹力。或者以脐为中心，按日语假名“の”字型，移动手掌进行诊察，判断患者的腹力。腹力的程度：以中等度为基准（定为正常），是指无论轻取或重按，腹力均无太强或太弱的感觉。实者：比正常腹力强，分为稍强，强及强实；虚者：比正常腹力弱，分为稍弱、弱及无力，如小柴胡证腹力是中等度；大柴胡证的腹力是强实或强，柴胡桂枝汤证的腹力是稍弱；而真武汤的腹力是弱等。

值得注意的是，虚证患者有时因腹肌紧张如棒状的腹证，从而误诊为实证，此时必须要诊察患者腹肌外缘部分的腹力加以鉴别。

2. 平人（指正常人）之腹：平人之腹，皮肤周密不粗，宗筋端正，细理条长，任脉微凹，至脐按之有力，推之不拘挛，少腹充实，肥腻如凝脂，温润如抚玉，肢肉敦敦，血色洁净，不肥不瘦，清阳布扬，浊阴归腑。少壮之腹，上虚下实为常态；老人之腹，下虚上实为常态；脐下软弱，脐上坚强，少人为变，老人为常；脐上软弱，脐下坚强，老人有寿，少年无妨。

3. 辨虚里：腹诊必先诊虚里之动否。人之生以胃气为本。

《诊病奇侅》曰："虚里者，胃之大络，而元气之表旌，死生之分间也。"故虚里之动否，可辨病之轻重，其动在左乳下，按之应手，动而不紧，缓而不迫者，宗气积膻中，此为常；其动洪大弹手，上贯膻中，气势及于缺盆者，宗气外泄，诸病有此候者，为恶兆；若虚里数而时绝者，病在胃中之候，若动结涩者，内有癥瘕之候。凡此大动者，与绝而不应者，其胃气绝也，亦为凶兆。

4. 候五脏：日本医家根据《内经》《难经》有关论述，把五脏与腹相配而运用于腹诊，借以判明虚实。

（1）诊肝：《素问·脏气法时论》曰："肝病者，两胁下痛引小腹"；"《灵枢·经脉篇》曰：肝经"布胁肋"。故肝病者，腹诊两胁，轻按胁下，皮肉满实而有力者为肝之平，两胁下空虚无力者为肝虚、中风和筋病之候。据《诊病奇侅》载："男子积在左胁者多属疝气；女子块在左胁者多属瘀血，动气在左胁者肝火亢也。"

（2）诊心：《灵枢·本脏篇》曰"无骸骭者心高"；《灵枢·九针十二原》曰："膏之原出于鸠尾，鸠尾一；肓之原出于脖胦（注：此乃穴位名称，亦称"气海"，属任脉经），脖胦一"。故心病者腹诊须候鸠尾，轻按有力而无动气者，心坚之候；轻按有动气，重按其动有根者，心虚之候；手下跳动，重手却无根者，触物惊心之候，心下动气，牵脐间者，心肾兼虚；心下有动气，身如摇者，心神衰乏之候；一切痛在下部者，动气乍见心下，或心痛如刺，逆呕哕者，难治之候。

（3）诊脾：《难经·四十四难》曰：“太仓下口为幽门，大肠小肠会为阑门。”此为传送幽阴，分阑化物，输当脐下一二寸之分，名曰下脘、水分。胃气之所行也。故此何诊脾胃之盛衰。脐上充实，按之有力者，脾胃健实之候；脐上柔虚，按之无力者，脾胃虚损之候；脐上虚满，如按囊水者，胃气下陷。

（4）诊肺：《素问·刺禁论》曰：“鬲肓之上，中有父母”，此心肺之谓也，故胸者肺之候；左右膈下肤润，举按有力者，肺气充实之候；轻按胸上，腠理枯而不密者，肺虚之候；左右膈下柔虚，随手陷者，胃气下陷，肺气大虚之候，其人多为短气。

（5）诊肾：《难经·六十六难》曰：“脐下肾间动气者，人之生命也，十二经之根本也。”故按脐下和缓有力，一息二至，绕脐充实者，肾气之是也；一息五六至属热，手下虚冷，其动沉微者，命门之大虚也；手下热燥不润，其动细数，上至中脘者，阴虚之动也。按之分散者，一止者，原气虚败之候；一切卒病，诸脉虽绝，脐尚温者，其动未绝，仍有复苏之机。

一般而言，左右锁骨下部属肺，心窝部属心，左右季胁部属肝，脐上部属脾，脐下部属肾。五脏在胸腹部的分属见下图。诊察时注意些部位的皮肤状态，腹壁的紧张度、压痛、硬结以及搏动状态等，作为诊断的依据。

对于五脏在胸腹部的分属，也有不同的看法，如右侧腹部属肺，左侧腹部、脐部属脾等。

5. 心下满：心下满，一般指上腹部紧张，有自觉、他觉和自觉他觉均满之别。成人之腹，下腹比上腹膨满为佳，反之为疾，心下满实证居多。

6. 心下痞硬：患者自我感觉心窝部有压闷感，他觉为心下部腹壁紧张者，称为心下痞。痞被视为气滞的证候。此时如伴有压痛，则称心下痞硬，是半夏泻心汤、甘草泻心汤、生姜泻心汤等汤证的腹证，见图 1。在大柴胡汤、小柴胡汤等柴胡剂的方证中，与共同存在的心下痞硬也很多见。

7. 心下痞坚：指比心下痞硬的程度更重的症状。在心下部称做中脘顶点的地方，可以发现呈菱形、硬而没有弹力的抵抗压痛带，即使轻按，压痛也明显。若为实证（指下腹部充实饱满有力），是木防己汤的腹证，若为虚证（指下腹部柔软无力）则是茯苓杏仁甘草汤的腹证，见图 2。

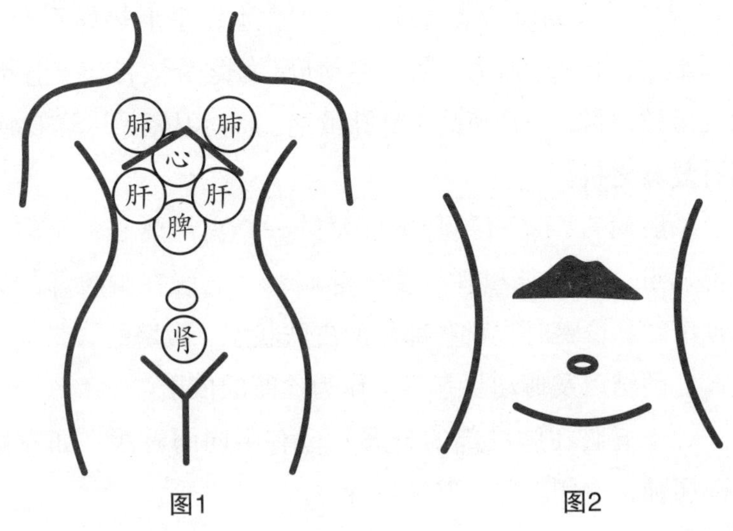

图1　　图2

8. 心下石硬：在心下部呈石样坚硬，可在脚气冲心时出现，是使用大陷胸汤的腹证。

9. 心下软和心下痞硬相反，虽然有心下痞，按压之，反觉无抵抗，软而无力（古籍软谓“濡”）。如“心下痞，按之濡，其脉关上浮者，大黄黄连泻心汤主之。”

笔者认为对心下软、心下满、心下痞硬、心下痞坚、心下石硬之心下部腹壁紧张之程度当以按口唇、鼻尖、前额之硬度进行辨别，则更为简洁明快。如心下部按之如口唇者，为心下软或心下满，按之如鼻尖者为心下痞硬，按之如前额者，为心下石硬，而介于鼻尖、前额之中间者为心下痞坚，以上录之，仅供参考。

10. 腹皮拘急（腹直肌紧张）：诊察方法是把食指、中指、无名指并齐，稍稍斜置于腹直肌之上，从季肋部开始到腹直肌的耻骨附着部，从上到下，分别左右两侧触压，仔细鉴别紧张部分和正常部分。左右两侧腹直肌紧张可能呈现强、中等和较强等不同程度，辨别其虚实主要决定其腹力。若左右两侧腹直肌紧张、腹力强，是瘀血证，多宗桃核承气汤、桂枝茯苓丸、当归芍药散；若腹力弱则多是小建中汤的腹证，或是桂枝加芍药汤、黄芪建中汤的腹证（见图3）；若腹力是中等度则是芍药甘草汤的腹证，再伴有恶寒、下肢冷则是芍药甘草附子汤的腹证下，若右侧腹直肌紧张的为水毒证，可用苓桂术甘汤或苓姜术甘汤。

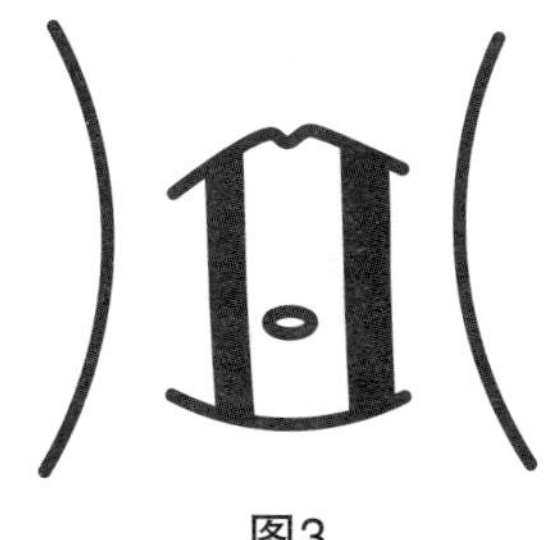
图3

上半部腹直肌紧张，是指腹直肌上半部，即脐以上部分紧张，临床实践中，右侧腹直肌紧张较左侧多见，上半部腹直肌紧张伴心下痞硬和右侧胸胁苦满是大柴胡汤的腹证（见图4）。若腹力呈中等度或稍弱，同时伴有中等度胸胁苦满，则为柴胡桂枝汤的腹证；若脐上部的腹直肌紧张，而腹力稍弱，右侧也呈现轻度的胸胁苦满，同时伴有可触及的脐上腹部大动脉搏动，这是柴胡桂枝汤的腹证；

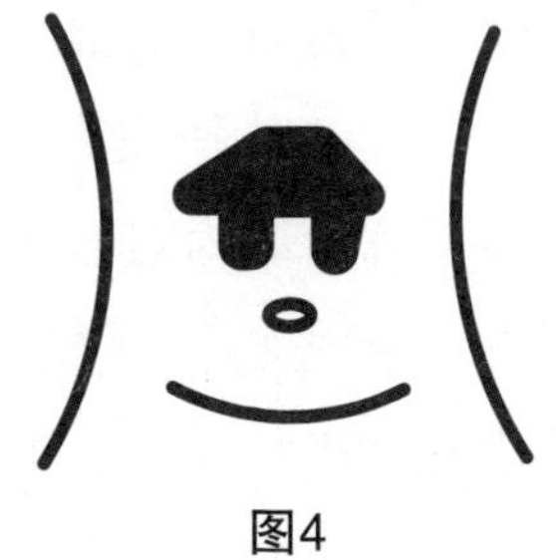
图4

若脐上部腹直肌紧张，腹力是中等度，有心下痞硬及左右两侧中等度的胸胁苦满，则是四逆散的腹证；若脐上部腹直肌紧张以左侧显著，腹力中等度，且能触知左上腹部大动脉搏动，则是抑肝散的腹证（见图5）。下半部腹直肌紧张：指双侧腹直肌紧张只见于脐下部至耻骨附着部。若腹直肌紧张呈反八字状，按之硬而有冷感者，称为小腹拘急，是八味丸的腹证（见图6），一般情况下，八味丸的腹证多为软弱的脐下不仁。

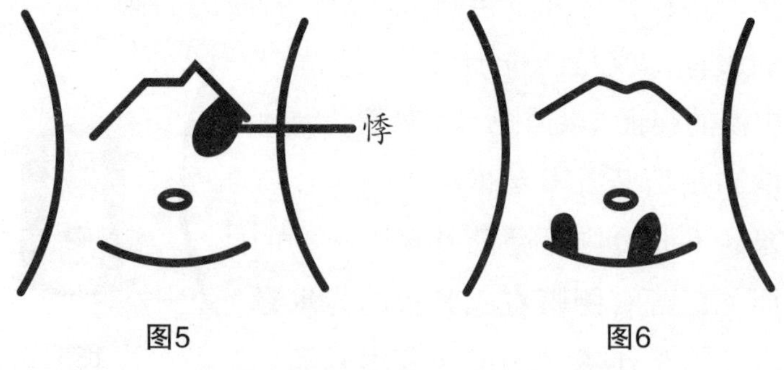

图5　图6

11. 胸胁苦满：患者自觉季肋部痞塞充满，或有苦痛感，医者在季肋下部，特别是乳和脐的连线与季肋部相交部位，用手指从这个部位向乳头方向触压时，有抵抗和压痛，这种腹证叫胸胁苦满，右侧出现的机会较多，占 80% 以上。

胸胁苦满和“肝”的关系很密切，是柴胡剂的适应证。若胸胁苦满显著，伴心下痞硬，这是大柴胡汤的腹证；若胸胁苦满为中等度，则是小柴胡汤的腹证，若是中等度以上，而腹力也是中等度以上，同时又能在脐旁触知腹部动脉的搏动，则是柴胡加龙骨牡蛎汤的腹证，见图 7。柴胡剂的其他腹证，还应加入腹皮拘急这一项。不仅仅是柴胡剂，诸如加味逍遥散、补中益气汤等配伍有柴胡方剂的腹证，也应包括有胸胁苦满。

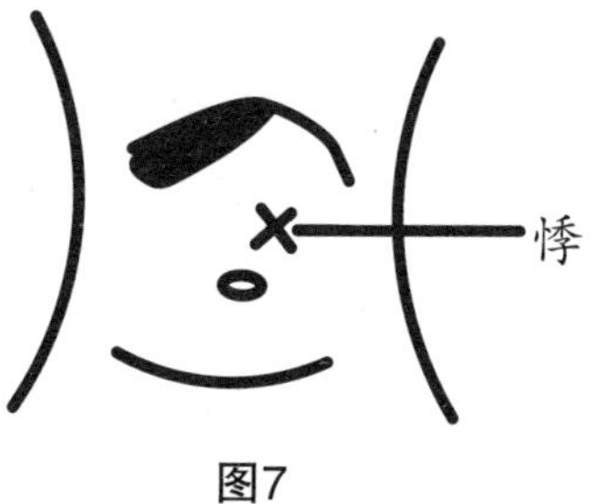

图7

12. 心下部振水音：是指检查者用手指叩打患者心下部位时，能够听到如水的振动音，现代医学认为是胃体弛缓或下垂，而汉方医则认为是“水毒”的一种。如果患有这种腹证，应注意到该患者可能存在有眩晕、动悸、耳鸣等症状。有振水音，伴站起眩晕、心悸，则是苓桂术甘汤的腹证，见图 8；伴咳喘则是小青龙汤的腹证。其他诸如四君子汤、六君子汤、人参汤、茯苓饮、真武汤、五苓散、半夏白术天麻汤、茯苓泽泻汤等，也有振水音这个腹证。

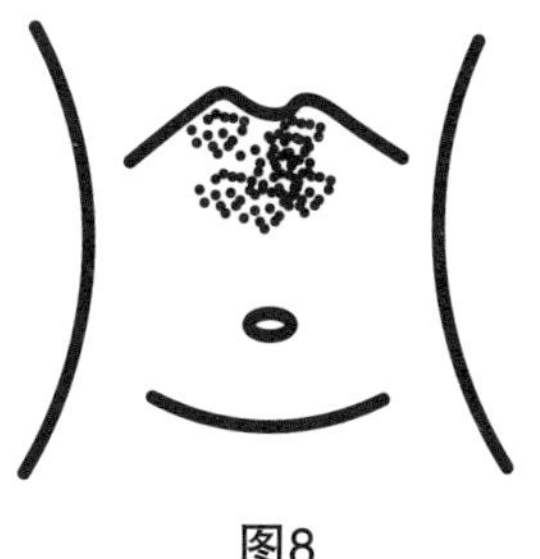
图8

13. 动悸：腹部动悸为腹大动脉搏动之表现，动而应手，腹满充实者，触之难；腹乏力而陷没者，动悸多显著。动悸静者为善候，反之为虚候或恶候。

（1）心下悸：按之逆满，气上冲胸，为心下部有痰饮水气。

（2）脐上悸（或脐下悸）：是指检查者用手指按压离脐部 1 ~ 2 横指远的左上部（或左下部），可以触知的大动脉搏动。患者若有脐上悸，多具有兴奋、不安等各种精神症状，因此，具有安定作用的方剂，如柴胡龙骨牡蛎汤、柴胡桂枝干姜汤等证，一定具有脐上悸这个腹证，前者多为实证的腹证，伴有心下痞硬、胸胁苦满，后者为虚证的腹证，可伴有轻度的胸胁苦满和心下痞硬。若腹力稍弱，伴潮热及各种精神症状，脐上悸则是桂枝加龙骨牡蛎汤的腹证。若从脐旁左侧到心下部，能触到如棒状弦劲的搏动，为肝木虚，痰火旺，是抑肝散加陈皮、半夏的腹证，多见于痫证频发的患者。若脐下悸，其动轻按之即陷下，为肾虚；其动按之陷痛者，为真水不足。

14. 瘀血压痛点：瘀血是汉方医特有的病理概念。若出现瘀血，在下腹部会产生特定的腹证。最常出现的瘀血腹证是脐旁压痛点。压痛点大多可在脐的斜下方大约二横指附近查知，且左侧多见。

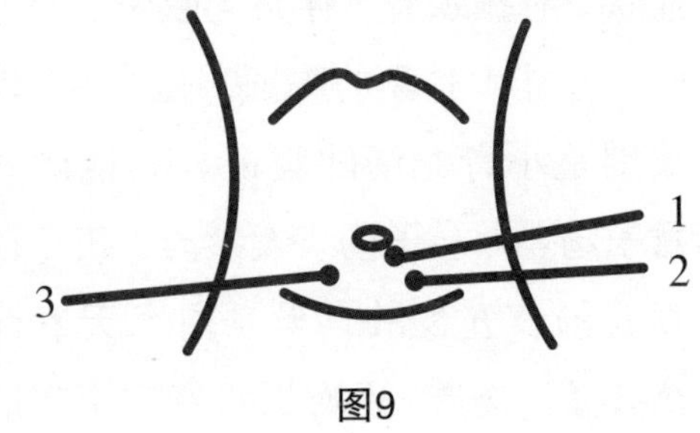

图9

压痛点在腹直肌上，压之，手指有抵抗感，如向腹后部压去，会产生放散性疼痛（见图 9）。如有压痛点，腹力呈中等度，伴有月经异常，则是桂枝茯苓丸的腹证（1）；若腹力和脉搏较弱，是虚证，而同时伴有眩晕、易激动、头重等则是当归芍药散的腹证。脐和左髂骨前上棘的连线中点有压痛和抵抗感也被认为是瘀血的腹证。若腹力强、便秘潮热，月经异常亦同时存在，或腹诊时有屈膝动作，并诉有疼痛、触之常有索状物者，多为桃核承气汤的腹证（2）。与此相对应的右侧部位，也就是回盲部，如有压痛点和抵抗感，腹力强且伴有便秘，脉紧或沉，则是实证的腹证，宜大黄牡丹皮汤（3），急性阑尾炎、卵巢炎多现此症。若脉弱，腹力软，没有便秘，这是居于虚实之间，宜肠痈汤；如脉、腹较前者更弱，是虚证，宜薏苡附子败酱散。

15. 脐下不仁：是指与脐上相比较，脐以下腹力更低下的腹证，且多伴有腹部感觉迟钝，小腹部空虚的感觉。诊察的要点是脐上和脐下比较，脐下的腹力比脐上低下，脐下不仁是肾虚的证据，是八味丸的腹证，前述的小腹拘急也是八味丸的腹证，一个方证中存在有软弱无力和拘急两种相反的腹证。

16. 正中芯：是指在腹壁皮肤下，沿正中线，能够触知有如铅笔芯状的腹证（见图 10）。此即现代医学中所说的腹白线。多见于极度消瘦的病人，是虚证的证据。正中芯从脐上开始直

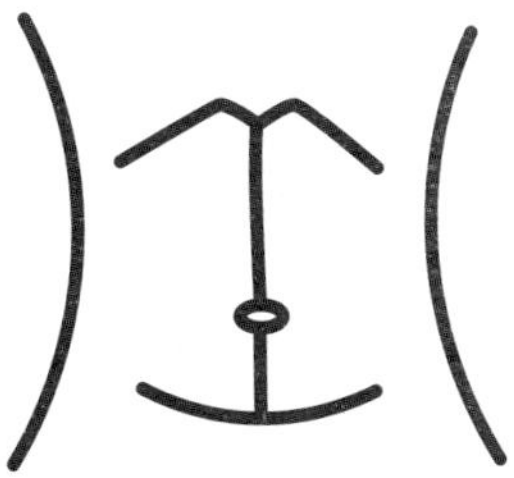

图10

贯脐下，则是真武汤、人参汤、小建中汤等汤证的腹证。若正中芯征只存在于脐上，则是人参汤、四君子汤的腹证；若正中芯征只在脐下发现，则认为是八味丸的腹证。

17. 腹软无力：全腹软弱无力，脉亦沉弱，手足冷者，为里虚之候；若腹壁软弱无力，又加上肠管蠕动亢进，患者于平卧位，检查者能够直接观察到肠形蠕动波这种腹证，是大建中汤的腹证。如果腹软弱，但腹底有力者为实证。

18. 腹满：按之充实有力且痛者为实满；按之软弱无物，不痛而适者为虚满；腹满伴有便秘者多为实证；下痢又腹胀满者为虚证；有腹水而胀者多为虚证；腹满有力伴便秘而脉有力者为实证；腹满而皮硬，底无力而脉微弱者为虚证。

四、正确评价腹诊，创建中医腹诊学

综上所述可以看出，腹诊在《内经》多有论及，在《难经》其方法已具雏形，至《伤寒杂病论》的成书，已形成了较为完整的理论，并广泛用于临床实践。由于历史的原因，这一诊断方法已濒临失传。从清 1776 年俞根初著《通俗伤寒论》之后到现代两百余年的时间，几乎不被人们提起，然而日本汉方医家对此却做了大量的工作，形成了独具特色的诊断方法。日本汉方医家曾自豪地说：“承袭中国传统医学的东西各国中，只有日本的汉方医在进行腹诊，这是室町时代以来并经江户时代由很多先辈完成的，日本独有的诊断方法”。对此我们应该怎样看呢？难道能用“腹诊起源于我国，影响日本汉医”这句搪塞之词来聊以自慰吗？笔者认为应该在正视现实的基础上对日本汉方医学的腹诊做一正确的评价和借鉴，这对创建中医腹诊学有着深远的意义。

1. 对日本汉方医学腹诊的评价，我认为应该站在中医学自身发展轨迹的角度来评价才是公正的，站在其他任何角度来评价它，都是失之偏颇的。下面分几个方面来论述。

（1）充实和发展了中医的腹诊学。正如前文所说：《伤寒杂病论》的成书，已形成了较为完整的理论，并广泛用于临床实践。但由于其成书年代久远，文字古奥，且有脱漏，虽曾提到很多腹诊条文，但具体临证仍不易掌握。如“胸胁苦满”其意为以胸胁满为苦，本为自觉症状，但在临床实际中因患者的文化程度参差不齐，智商高低也不同，有的病人可以将其比较准确地反映出来，有的则不行，给临床辨证和治疗带来了一定的困难，但经日本汉方医学腹诊的充实，却变为有客观指征的体征了（具体参见“胸胁苦满”条）。对瘀血证的诊断，传统中医多从舌质、脉象等方面进行诊断，而汉方医学认为若出现瘀血，在下腹部会产生特定的腹证，最常出现的腹证是脐旁压痛点，丰富和发展了瘀血证的诊断方法，经临床多次运用确有效验。又如对五脏的腹诊及其在胸腹部的分属以及对虚证诊断的正中芯征等，都在不同程度上充实和发展了中医的腹诊学。

（2）用于“证”的诊断而不是“病”的诊断。中医腹诊与西医腹诊其不同之处就在于一个是“证”的诊断，一个是“病”的诊断。就笔者的体会而言，若将西医的腹诊运用于中医临床，充其量是对疾病的转归做一判断，而无实际指导意义，但是汉方医腹诊却能紧密地联系临床实际，有效地指导临床实践。如森道伯先生创立的一贯堂医学，就是反复运用三大证五大方进行加减的。如脏毒证，其临床表现，望诊：皮肤特征黄白色，有的是赤红色；脉诊：弦、洪、实，有时也带浮、数、紧的；腹诊：以脐为中心的腹肌显著膨满状态，腹濡满而圆，不能触及紧张的腹肌为特征，方宗防风通圣散。再如解毒证其又分为幼年时期的柴胡清肝散证、青年时期的荆芥连翘汤证，青壮年以后的龙胆泻肝汤证。现分述之。如柴胡清肝散证其临床表现是，望诊：症状多不明显；脉诊：多为紧脉；腹诊：一般情况下，腹部低平略凹陷，几乎无皮下脂肪。然而按压时，其腹力增强，腹直肌紧张，特征是怕痒，有异常的过敏性。除柴胡清肝散证外，荆芥连翘汤证、龙胆泻肝汤证也有同样的客观反应现象。荆芥连翘汤证其临床表现，望诊：其肤色较柴胡清肝散证者略深些，其貌呈抑郁状，体格细长，肌肉型或瘦型，其肤色亦有淡银白光泽者；脉象：呈紧脉；腹诊：首先是明显的腹肌紧张，它与上证不同，除肝经紧张外，尚有胃经即心下略显腹直肌拘挛。龙胆泻肝汤证其临床表现，望诊：皮肤多呈浅黑色；脉诊：呈紧脉，但在淋病者又可出现湿邪的脉象，尚有二者相兼的；腹诊：肝经明显紧张，在脐下、脐旁、两肋均可触及明显的抵抗，另外腹部平坦，腹壁薄，缺乏皮下脂肪，中部凹陷，腹直肌呈明显紧张。

（3）用于证与证之间的鉴别诊断。中医看病，不在乎你是什么样的病，而注重的却是什么样的证，有是证用是方，因而才有了“同病异治”“异病同治”之说，正如有日医所说：中医是古代的产物，所以没有“纵割”的病名诊断，只有“横切”的“证诊断”。“证诊断”就是方剂的诊断，因为中医的证是附在处方名称之后的（如葛根汤证、小柴胡汤证……），即所谓的“汤证”，就是说，决定了证就决定了处方，也就决定了治疗法则，即所谓的“方证一致”，因此对于“证”的诊断是非常重要的。但是临床实践中，对于某些疾病证的诊断确实很困难，它牵扯到证与证之间诊断与鉴别诊断。如木防己汤乃是治疗少阳实证的方剂，《金匮要略》云：“膈间支饮，其人喘满，心下痞坚，面色黧黑，其脉沉紧，得之数十日，医吐下之不愈，木防己汤主之。”其心下痞坚是心下痞硬的进一步发展，表现为心窝到中脘，坚满充实，以手按之有抵抗，稍加压力即感痛苦。上由胸骨剑突起，下至中脘，呈现菱形的抵抗压痛带，痛点极为敏感。本方证的腹诊，除有上腹部症状外，下腹部也充实饱满有力，这一点很重要。若上腹部有上述症状，而下腹部柔软无力，则为虚证，即茯苓杏仁甘草汤的腹证。再如大承气汤的适应证中虽有腹部硬满症，但其硬满是在脐四周，而不是在心下（指胃脘部），假使硬满是在心下，那可能是陷胸汤证或是大柴胡汤证，断不可使用大承气汤。

（4）据于腹诊，指导用药加减。汤本求真在《皇汉医学》中不仅对腹诊有不少体会，且指导具体用药加减。如桂枝汤证、芍药大枣甘草之证，必诊得肌肉之挛急，而就中成游离状态之腹直肌，最能明确触知之……但如桂枝汤证，非瘀血性之腹直肌挛急，必现于右侧，而左侧不完全挛急，即成挛急，亦较右侧为轻……桂枝加芍药汤及桂枝加芍药大黄汤腹证，盖因腹直肌挛急之过甚，有自觉的疼痛，且腹壁膨满者，则以此方芍药为主药治之也。桂枝加芍药大黄汤证，虽与前者无大差异，然其所以大实痛者，大仅腹直肌之挛急而已，并为肠内蓄有病毒，故以桂枝加芍药汤治腹直肌之挛痛，以大黄驱除肠内之病毒也，且腹诊上之桂枝加芍药汤证，则恰如按鼓皮，仅腹筋挛急膨满，而腹内实为空虚也。而桂枝加芍药大黄汤证者，则并其腹内，亦触之多少抵抗，以指压之而诉疼痛也……此二方者与桂枝茯苓丸证、桂枝茯苓丸加大黄汤证易误也。然前二者主右腹直肌挛痛，后二者主左腹直肌挛痛。四逆散腹证，本方之腹证酷似大柴胡汤证，其所异者因彼含大黄，而其腹部一般为实状，内部有充实之触觉，按之则觉抵抗。本方无大黄，故有虚状，内部按之空虚而无抵抗，又本方无生姜、半夏，故无恶心、呕吐，无黄芩、大黄，故热势不剧，舌苔亦稀也。虽然此方中含枳实、芍药、甘草，有带枳实芍药散、芍药甘草汤之方意，故腹筋之挛急、急迫，反较大柴胡汤证为甚也。

（5）正确运用腹诊尚须四诊合参。医学的发展是随着社会的发展而发展的，如伦琴发现了“X”射线运用于医学，而使医学界发生了一次变革，从而使某些疾病的诊断更加明确，但是长期的临床实践，人们发现X光对某些疾病并不是一种特异性的诊断，因而又出现了“B”超、“CT”断层扫描等，尽管这些先进仪器的出现，在临床诊断中仍需将症状、体征及各种化验结合起来，而不是单一靠这些仪器所得出的诊断，腹诊也是如此。正如大塚敬节所说：“进行腹诊的目的，在于能够判定疾病的虚实，但仅仅依靠腹诊判断虚实，误诊也会产生，因此必须参照脉诊、舌诊和其他所有症状，进行整体观察是十分必要的。”如胸胁苦满，柴胡剂为其适应证，大小柴胡汤、柴胡桂枝干姜汤等可根据患者的虚实选用，但是仅凭腹诊而不参考其他诸症，很难运用本方。如藤平健的《少阳病药方的腹证》中指出：大小柴胡汤均为实证，实满即腹力在中等以上，小柴胡汤是中等度或较之稍实，大柴胡汤则更实，大小柴胡汤均有心下痞硬，不同点是小柴胡为（+），而大柴胡为（++）。从上述文字看来似乎很清楚，但在临床中却很难鉴别。如心下痞硬，其软硬度是以什么作为比较而得出的呢？是以按压自己面部的前额、鼻尖、口唇而得出的，还是根据其他什么标准得出的，其结果不甚清楚，因此也很难使用，若是参考其他诸症，则很容易做出判断。根据我的经验，若具备小柴胡汤证而又兼有便秘或有便秘倾向者，即可使用大柴胡汤。

2. 创建中医腹诊学的构想：牛顿曾经说过这样一句名言：如果说我比别人看得远一点的话，那是因为我站在巨人的肩膀上。此话虽为谦词，但它却道出了科研方面所必须遵循的规律，今天我们要创建中医腹诊学，笔者认为正确借鉴日本汉方医学腹诊是非常重要的，谨此提出以下管见，供中医同道参考。

（1）创建中医腹诊学所应遵循的原则是应在继承、借鉴的基础上，加以整理提高。所谓继承就是要系统地整理和研究中医腹诊文献，如《内经》《难经》《伤寒论》《金匮要略》《诸病源候论》等；借鉴就是要系统地翻译和介绍一批日本方面的腹诊专著，如“难经派”的代表作《诊病奇侅》，“伤寒派”的代表作《腹证奇览》（全）等。

（2）摒弃传统中医只靠3个指头、1个枕头和1个老头的作法，把腹诊提高到一定的理论高度来认识，即借以了解全身情况，诊断腹部及其以外的疾病，只有这样才能够正确地认识和运用中医腹诊。笔者曾就中医腹诊濒临失传的原因进行了研究分析，出现这种情况有两方面的原因：一是中医的整体观，使人们在某些程度上忽视了对局部的诊察；二是社会基础及民俗习惯的问题，因此强调认识和运用中医腹诊是很有必要的。

（3）举办中医腹诊学习班，广泛地进行临床验证，在深入研究提高疗效的基础上，利用现代科学知识、方法、手段，对中医腹诊逐渐地加以整理提高。从日本汉方医腹诊来看，应该着手解决如下两个问题：一是腹力判断标准问题。如腹力的程度，以中等度腹力为基准，实者又分为稍强、强及强实；虚者又分为稍弱、弱及无力。但是在临床运用时又如何区别呢？因此建议寻求一种简洁明快的判断方法，以便于临床运用。二是瘀血性压痛点问题。就笔者的体会来看，有些病人从舌质、脉象及症状体征上并无瘀血证可辨，但是腹诊上却在左下腹发现有压痛点和抵抗感，在辨证的基础上配用当归芍药散、桂枝茯苓丸等而获效，且压痛及抵抗感消失，其机理何在呢？是否可以说是瘀血证的潜证呢？等等。

（4）深入开展中医体质学说的研究，在群体调研的基础上，寻找出各种体质类型的腹部情况，有效地指导临床实践。

附方简介

1. 抑肝散（《保婴撮要》）：白术、茯苓、当归、川芎、钩藤、柴胡、甘草。

2. 安中散（《和剂局方》）：桂枝、延胡索、牡蛎、小茴香、缩砂仁、甘草、良姜（多于此方中加茯苓）。

3. 荆芥连翘汤（《一贯堂藏方》）：当归、芍药、川芎、地黄、黄芩、黄连、黄柏、山栀子、连翘、荆芥、防风、薄荷叶、枳壳、甘草、白芷、桔梗、柴胡。

参考文献

1. 李文瑞 . 日本汉方医腹诊简介 . 中医杂志，1982，3:77.

2. 张铁忠 . 腹诊在日本东洋医学中的应用 . 中西医结合杂志 .1987，9（7）:559.

3. 潘德孚 . 腹诊浅识 . 浙江中医药 .1979，8:284.

4. 王克穷 . 浅谈腹诊在临床中的应用 . 甘肃中医 .1988，1:38.